大众心理健康与幸福生活丛书
编审委员会

主　　任　隋殿军
副主任　侯明山
常务副主任　闫德胜　陈玉全
编　　委（按姓氏笔画为序）

王　浩	王贺立	王海英	付　强	冯晓杭
朱宏博	刘　平	刘宇赤	刘晓明	闫　闯
闫德胜	孙铭铸	李冬梅	李嘉英	宋建铸
张　清	张天旭	张宇朋	陈玉全	林　吉
周振元	郑晓华	胡淑平	赵　波	侯　祥
侯大富	侯明山	姜东平	姜立纲	姜洪波
姚凤华	郭齐祥	戚　锋	盛晓堂	盖笑松
隋殿军				

主　编　侯大富　刘晓明　姜洪波
副主编　盖笑松　孙铭铸　郑晓华

大众心理健康与幸福生活丛书
主　编　侯大富　刘晓明　姜洪波
副主编　盖笑松　孙铭铸　郑晓华

学会心理养生

主编　宋建铸
编委　曹　璐　许雅楠

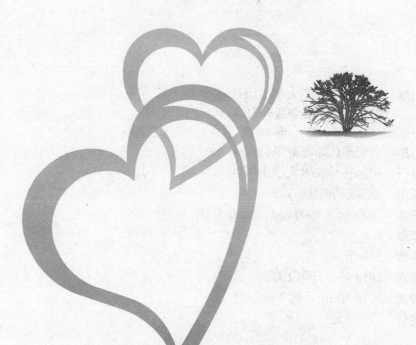

中国科学技术大学出版社

图书在版编目(CIP)数据

学会心理养生/宋建铸主编. —合肥:中国科学技术大学出版社,2014.4
(2014.10 重印)

(大众心理健康与幸福生活丛书/侯大富,刘晓明,姜洪波主编)

ISBN 978-7-312-03419-0

Ⅰ.学… Ⅱ.宋… Ⅲ.心理保健—基本知识 Ⅳ.R161.1

中国版本图书馆 CIP 数据核字(2014)第 042092 号

出版	中国科学技术大学出版社 安徽省合肥市金寨路 96 号,230026 http://press.ustc.edu.cn
印刷	合肥现代印务有限公司
发行	中国科学技术大学出版社
经销	全国新华书店
开本	710 mm × 1000 mm 1/16
印张	8.5
字数	131 千
版次	2014 年 4 月第 1 版
印次	2014 年 10 月第 2 次印刷
定价	12.80 元

编者的话

　　幸福是现代人共同追求的目标，不知从何时起，"你幸福吗"悄然成了现代社会的问候语。但如何才能拥有幸福？如何才能让幸福真正走入我们的生活？你可能会说，幸福来自于健康的身体，幸福来自于物质的满足，幸福来自于乐观的心态，幸福来自于家庭的和睦……没错，"健康"是一个人幸福的基础，健康又包含着身体健康、心理健康与社会健康。你也可能会说，幸福是一种乐观的情绪，幸福是自身潜能和创造性的展现，幸福就是做了一件让自己开心的事……但你是否知道，这也意味着幸福的核心是"心理健康"。心理健康不仅指没有心理疾病，心理健康也包括需要的满足、积极情绪、生活满意、心理幸福及社会和谐。

　　如何洞悉幸福的奥秘？如何让自己拥有幸福？请不要忘记你的伙伴——吉林省12320卫生热线。

　　说起12320卫生热线，你可能知道它建立的初衷：面向广大人民群众普及健康知识；开展卫生法律法规和政策信息咨询；引导公众科学就医；实施突发公共卫生事件舆情监测、分析与反馈；接受公众咨询、投诉和举报。但你是否知道，近年来它又开通了12320-6心理卫生热线？这条热线将为广大人民群众的心理健康保驾护航，为家庭幸福和社会和谐解疑析难。

为系统、全面地提升公众的心理健康水平，将问题解疑与健康促进紧密结合起来，吉林省12320管理中心又组织国内心理健康教育专家编写了这套丛书。希望这套丛书能够帮助你维护心理健康、预防心理危机、促进家庭和谐、感受生活幸福！

编　者
2012年12月

前言

世界卫生组织对健康的定义是:"健康不仅仅是身体无病,还要心理健康及适应良好。"

每个人都希望自己健康、快乐、好运。可对于健康的真正意义并不是每个人都清楚。现今兴起的养生热,要求人们不但要注重身体调养,同时也要注重心理保健。因此心理保健(心理养生)是人们不可忽视的,在身体健康的同时,保持心理健康才算是真正、全面的健康。

本书是大众心理健康与幸福生活丛书中的一本,针对普通人群心理养生的需要,着重从心态、情绪、性格、兴趣、意志等五个方面,通过典型例子,分析心理原因,提供可行建议,适合普通民众阅读。

在编写本书的过程中,我们得到了东北师范大学刘晓明教授、李冬梅博士,吉林省卫生厅12320管理中心副主任侯大富,中国和平出版社东北分社孙铭铸总编辑,长春市心理医院姜洪波院长、郑晓华主任的大力支持,在此一并致以真诚的谢意。由于能力有限,书中存在不足、失误之处在所难免,恳请读者批评指正。

编 者

2014年1月

目 录

编者的话 / i >>>

前言 / iii >>>

第一部分 心态篇 / 1 >>>

- 1 改变世界从改变自己开始
- 5 给予是一种快乐
- 8 善于与人合作
- 11 每天进步一点点
- 14 忽视细节误大事
- 17 幸福就在你身边
- 20 好汉要吃眼前亏
- 23 自卑是应受到重视的消极心态
- 26 与人坦诚交往
- 29 懂得关爱
- 32 学会感恩
- 35 顺其自然
- 38 接纳凌乱

第二部分 情绪篇 / 41 >>>

- 41 适度紧张有利健康
- 45 赶走焦虑
- 48 疏导压抑
- 51 悲痛时就哭出来
- 54 化解愤怒
- 58 走出抑郁
- 61 战胜恐惧
- 64 克服社交冷漠

第三部分 性格篇 / 67

- 67 自信是通向成功的第一阶梯
- 71 自爱是健康的最好保护伞
- 75 让工作成为一件快乐的事
- 78 凡事不必追求十全十美
- 81 逆境中性格决定一切
- 84 正确对待偏执
- 87 自恋不可取
- 90 化解嫉妒的良方

第四部分 兴趣篇 / 93

- 93 养花改变生活
- 97 读书明理益智
- 100 徒步旅行有益健康
- 103 欣赏音乐缓解压力
- 106 释放你的身体

第五部分 意志篇 / 109

- 109 不再拖延
- 112 戒赌要注重可行性
- 115 戒酒要从思想认识开始
- 118 戒烟要循序渐进
- 121 如此减肥
- 124 月光一族——刷爆的银行卡

第一部分 心态篇

☕ 改变世界从改变自己开始

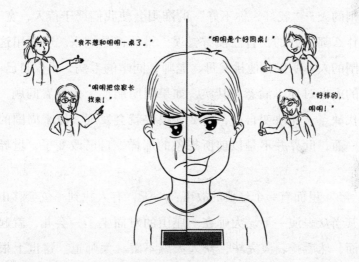

王力宏在其歌曲《改变自己》里唱道:"改变世界,改变自己。"改变世界这个目标很宏伟,但是太困难了。改变自己却很简单,当每个人都行动起来改变自己时,我们会发现,这个世界改变了。那么改变自己要从哪儿开始呢?

> 明明是个高一的男生,在别人的眼中,明明是个很不讨人喜欢的孩子。在他看来,爸爸妈妈不好,因为爸爸妈妈不能了解他,总逼着他去做这个,去做那个,而不问他是否喜欢。在他看来,老师也不好,

> 因为老师总是不喜欢他，总是找他的麻烦，所以上课的时候，他不听老师的课，只做自己喜欢的事情。在他看来，同学们也是不好的，因为他觉得同学们总是在背后说他的是非，同学们不喜欢和他一起讨论篮球、不和他一起踢足球，因此，他也不主动和同学们交流。总之，在明明看来，别人都是不好的，不能满足他的需求，别人有许多地方要改进。明明从来不认为他自己有什么不妥或是有什么地方做得不好，反而认为错误都是别人的，他自己不需要改变。

心理分析

在上面的故事中，主人公明明是一个典型的以"我好，你不好"为待人处世准则的人，"我好，你不好"的准则会使我们严于待人，宽于待己，觉得自己什么都是好的，自己没有错误，错的都是别人。明明用这种方法去对待周围的人，所以，他挑父母、老师、同学的毛病，不仅自己不开心，还让周围的人也对他不满意。其实，如果明明能换个角度看问题，先从自己的身上找缺点，先改变自己，那么他很快就会发现，原来周围的人都有不一样的一面，世界并不是以前所想象的那样，自己改变了，世界也会随之改变。

《古兰经》里面有一个经典的故事：一天，有人找到一位会移山大法的大师，央其当众表演一下。大师在一座山的对面坐了一会儿，就起身跑到山的另一面，然后就表演完毕，众人大惑不解。大师道：这世上根本就没有移山大法，唯一能够移动山的方法就是"山不过来，我过去"。

"山不过来，我过去"蕴含的道理是：改变不了世界就改变自己吧。换句话说，就是改变世界先从改变自己开始。世界很大，要改变世界不是一件简单的事情，可是我们了解自己，相对于改变世界，改变自己会更容易一些。当我们开始着手改变自己的时候，我们会发现世界也在变化，并且朝着我们所希望的那个方向去变化。当我们做出改变的时候，别人也会做出相应的改变作为回应，这反过来又会促使我们进一步做出更大的改变，这样循环反复，就像滚雪球一样，变化会越来越大，越来越好。

应对建议

1. 不沉湎于过去，只活在当下

《功夫熊猫1》中有一句话说得好："Yesterday is history; tomorrow is mystery; today is a gift. That's why it's called the present."这句话翻译成中文就是："人不能活在过去，过去已经成为历史；人也不能活在未来，未来还很神秘。"今天是我们唯一能够把握的真切实际，所以，这就是为什么我们要活在当下的原因所在。人不应该用过去的错误来惩罚自己，更不应该用未来的不切实际来麻醉自我，而是应该立足当下：当下师为无上师，当下法为无上法。一切皆我心，我心皆一切。

2. 借事炼心，不将苦难归咎于他人

所有的不快都是自己的不快，所有的快乐也都是自己的快乐。所以，喜怒哀乐都是自己给出的定义，与他人无关。时间是自己的，生活是自己的；自由是自己给的，快乐也是自己给的。改变能够改变的，接受改变不了的，忘记承受不了的，永远关注有利于自己成长的。不怨天尤人，不喜怒无常，认真对待生活中所遭遇的一切，它们都是我们成长道路上最给力的"老师"。因为，我们在现实中生活，就要在现实中成长。借事炼心，只在当下。

3. 将自信牢记心间

人的胆子是在不断解决问题中历练的；同样，人的自信是在克服困难中积攒起来的。正如亨利·福特所言："无论你觉得你行不行，你都是对的。"世界上没有什么比我们的信念更加强大有力的了。这些信念就是我们来聚焦这个世界的镜头。如果我们觉得自己不具备这个能力，那么大脑就会找到证据来证明这个想法。如果我们觉得自己有能力达到它，那么同样的，我们的大脑也会自动地锁定一些证据来支持这个想法。

4. 多肯定、不抱怨

肯定是成功的润滑剂和助推力，抱怨是成功的拦路虎和绊脚石。既然我们都懂得抱怨于己无益，那么就一定要时刻提醒自己：只要对自己有益的事情就要千方百计地去实践；只要对自己无益的事情就想都不要想，更不能"身体力行"。

5. 绝不拖延，JUST DO IT

拖延是尘封梦想的地狱，拖延是埋葬潜能的坟墓。回想过去的碌碌无为和虚度年华，皆因拖延而致。如果认准了自己喜欢做的事情，并且愿意为之付出不懈努力，坚持住，JUST DO IT。成功，YES I CAN！

心灵寄语

希望这个世界会因为我的存在而有所不同，哪怕只是一点点。

☕ 给予是一种快乐

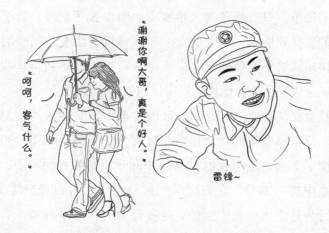

予人玫瑰，手有余香。我们在给予别人的同时，其实也充实了我们自己。在给予的过程中，我们会找到我们的价值，发现人之为人的意义。

> 夏季的一天，小李到城里办事。夏日雨大，一时暴雨滂沱，小李撑伞慢行。当他走到公交车面前，一女孩从车上下来，一头钻进小李的雨伞下，略带娇声："你把我送到对面公园，行吗？"小李一时无措，但又不好意思拒绝，就答复："好啊！"把那女孩送到了公园。到了公园，女孩奔出伞去，说了声"谢谢"就跑开了。
>
> 又有一天，小李要到合肥去。在火车站候车时，有一女孩让他给她看着行李，很大的一个行李箱，她出去有事。小李盯着包，不敢有半点走神。女孩回来时，递给小李一个苹果表示谢意，小李婉拒，后来两个人聊了起来，他发现这个女孩是他一个同学的妹妹，而且和自己坐的是一趟车，因而，上车时小李帮她提着行李，路上帮她盯着行李，下车又帮她提着行李，直到送她坐上公交。送走女孩后，小李已经累得汗流浃背，但是仍然感觉很开心。
>
> 这两件事已过去很久了，可现在每每想起，仍会让小李感觉到心里暖暖的，很快乐。

心理分析

小李在这两次遭遇中，都没有想过要求对方给予自己什么，也没想着让别人记得自己。但是这两次不经意的给予给小李带来了快乐，让他感觉趣意无限，乐也无穷。

给予的快乐，只有给予的人最懂得。给予孩子们爱，孩子们的茁壮成长会让我们感受到快乐；给予朋友、同事帮助，朋友、同事的感激会让我们感受到快乐；给予无数陌生人以帮助，陌生人的感谢会让我们感受到快乐；给予灾区人民爱心，他们的快乐让我们感受到快乐……

人是社会化的动物，生活中永远也离不开与其他人的接触和互动。在远古时代，只有那些与同伴合作的个体存活了下来。因而，团结互助的习惯自然保留了下来，成为我们本能的一部分。而无私的给予、奉献正是这种互助关系中的一部分。在心理学中这种给予也可以被归类为利他行为。这种利他行为是个体自主产生的，这种行为并不寻求回报，有时甚至还会使施助者本人遭受损失。但是，数千年来，很多人还是会去帮助别人，去给予。因为，给永远比拿愉快！给予是付出、奉献，是一种快乐，能在不经意中拨动人的心弦，奏起美妙的和音；给予会充实人的生活，是人生命意义的一部分。

应对建议

利他行为是社会所欢迎和提倡的行为，也是社会规范所要求的行为。我们应采取一些方法和途径来激发和推广这种行为。

1. 端正认知，用社会规范和社会舆论促使自己形成利他动机和行为

社会规范对利他行为产生的作用是：一方面，规范已内化为个人的需要，为了追求这种高层次的精神需要的满足，如自豪、有价值感等，人们能自觉自愿地做出有利于他人和社会的行为；另一方面，当规范还没有达到内化程度时，由于规范中无形的奖励或惩罚的存在，也能刺激个人产生利他行为。人们为了获得一定的奖赏做出利他行为，避免由于不做出利他行为而受到社会的惩罚，也会增强利他行为的倾向。这种规范中无形的奖励或惩罚主要通过社会舆论表现出来。社会规范代表的是社会上大多数人的意见，当人们将这种意见用言论发表出来时就形成了舆论。因此，舆论是规范的一种表现形式,也是规范的重要支持力量。对助人为乐、舍己为人、无私奉献等思想和行为给予大力褒奖,对各种不道德的思想和行为给予严厉的谴责,有利于更多的人遵从规范。

因而,我们要端正认知,认识到给永远比拿愉快,给予是快乐的,排除自私、自利的思想,用社会规范和社会舆论促使自己形成利他动机和行为。

2. 学习助人技能

为了给予,先要充实自己。这里所指的相关知识技能主要是指在日常生活中,紧急或非常紧急的情况下,对他人的不幸遭遇进行救助时必需的一些知识与技能,如快速止血、救治中暑等。拨打有关社会急救电话110、119、112、120等,要了解这些电话各代表什么,起什么作用。了解一些法律知识也是非常必要的。这样,我们就能给予他人需要的帮助。

3. 提供榜样示范

在电视、广播、网络等传播媒体日益发达的今天,人们受到的影响也愈来愈大。在控制它们消极影响的同时,我们可以利用它们来宣传和学习利他行为榜样,使人们在思想上受到启迪,在行动上有所示范。

利他行为不仅是社会心理学家要关注的问题,还是整个社会应该关注的问题。因此,要通过舆论和宣传营造出助人为乐的良好社会风气,形成和谐、相互信任的社会人际氛围,弘扬正确的价值观念,从根本上促进利他行为的产生。

心灵寄语

给永远比拿愉快。

善于与人合作

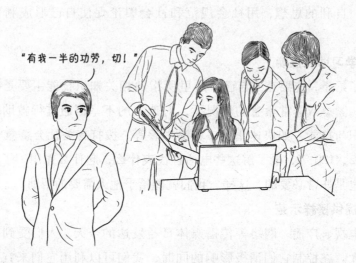

我们在很小的时候就知道：一根筷子能轻易被折断，十双筷子却牢牢抱成团。团结合作的力量是无穷尽的，大到国与国之间的合作，小到我们吃饭时牙齿和舌头的配合，合作无处不在。那么，我们要怎样做才能使合作更有成效呢？

李刚在一家大型外企的技术部门工作了七年，在业务技术方面的水平是首屈一指的，但他在公司的业务考核却总是排在最后几名，所以几次晋升他都没有机会。

原来，他在公司的人缘不好，很多人不喜欢他为人处世的方法，也看不惯他心高气傲的样子，甚至他的主管也对他颇为不满，认为他对人求全责备，也不会处理上下级关系。而李刚对此的解释是："自己负责企业产品的质量工作，质量是企业的生命，所以一定要严格。"

李刚虽然话是这么说，但是他对于公司内那么多人对自己不满还是耿耿于怀："自己工作认真，对企业负责，对质量严格把关，因此而得罪他人，是我做错了么？"

心理分析

从上面的故事中,我们可以看到:虽然李刚个人在公司的业绩上表现得非常突出,但是他并没有把这种成功归结于团体合作的功劳,反而感觉都是自己努力的结果,对别人的工作不屑一顾。此外,李刚在工作中也没有意识到,公司的事就是大家的事,每个人对公司都应该负有责任,只有大家共同努力,才能使公司的业绩蒸蒸日上。这种自以为自己很了不起的态度和待人处世的方式,不懂得与人合作的重要性,自然使李刚在公司中没有好人缘。

我们是生活在社会中,而不是独自生存、不与其他人产生联系的。在我们的生活中,会经常需要别人的帮助,那么我们就要考虑到这种帮助的长久性和可行性。我们需要别人的帮助,同时我们也会尽自己的力量去帮助他人,这就是一种互帮互助的合作关系。因此,学会与人合作是我们生存在这个社会中的必修课之一。明智人考虑这件事对双方有何益处,从而寻求长久的合作之道,自己成功,别人也受益;糊涂人却受不了别人从中获得好处,所以难以得到别人的帮助,也很难去帮助别人。

个人英雄主义再正常不过了,很多人都会有,每个人都渴望得到别人的认可与赞同,渴望自己受到关注。但是如果这种心态太过的话,就会形成一种偏激人格,会过分强调以自我为中心,从而产生对别人的不认可和嫉妒,长期下去甚至会造成自己孤僻的性格,孤芳自赏或者抑郁不得志。

从当今职场的发展趋势来说,分工合作是必然的结果,单打独斗则很难取得成功。就算是一个能够独当一面的一流人才,也不能同时身兼多职出色地完成任务。在这种情况下,学会与人合作就是我们必然的选择,团队合作往往能够激发出团体不可思议的潜力,集体协作干出的成果往往能超越个人业绩的总和。个人即使再有雄心壮志,再有聪明才智,独自一个人也难以充分发挥。只有学会与他人合作,懂得克服重重困难,才能创造奇迹。

应对建议

1. 学会欣赏他人

及时调整自己的心态,每个人都有自己的优缺点,尝试去欣赏别人的长处,学会多角度地看人,欣赏别人的优点,赞美别人的长处,在欣赏别人长处的同时也要懂得展现自己的长处。你会发现这样很愉快,你的人生也就进入一种更新、更美的境界。

2. 学会与人合作

学会合作体现了一个人的大局观、团队精神和气度素质,在合作中,你会发现自己是多么愉快和充实。当今社会呼唤人的相容与合作。在信息化的国际社会里,每一种新的理论的产生均得益于相关领域专家和学者的通力合作,每一个新的科研成果、每一项事业的成功均是集体智慧的结晶。可见,能与他人相容、学会合作,成功的机会就会大大增加。那么,怎样才能更有成效地与人合作呢?在与人合作的时候,我们应该意识到自己身上的不足,每个人都有自己不擅长的领域,别人可能正好能够弥补我们的不足。"尺有所短,寸有所长",当我们意识到这一点时,就迈出了顺利与人合作的第一步。

3. 了解个人英雄主义的危害

很少有人会从降低成本及风险或是提高效益的角度出发,去主动联合其他同事共同完成某项任务。很多人脑海中都存在个人英雄主义,希望在某些事情上表现一下,希望在老板或上司面前展现自己。为了不被其他人抢先,所以有时会冒一定的风险,而这种冒险又是以公司资源为成本的。一个人单枪匹马地干点什么出来自然是好的,但也要量力而行,一个人的力量毕竟有限,多一个人合做出色地完成任务总比自己独自搞砸某件事要好。

4. 了解自己和别人的长处

每个人都有自己最擅长的领域,在合作中,要让每个人都发挥自己的长处,这样合作的团体取得的成就才能达到最大。

5. 换位思考,但也要保持自己的见解

合作的团体肯定是由许多不同的人组成的,每个人都会有自己独到的见解。也许他人的见解和自己的不一样,但是不能否定、排斥他人的看法,多站在别人的角度从别人的立场上看待问题,这样不仅能看得清事物的全貌,也能够促进团体的和睦团结。当然,站在别人的立场上不代表没有自己的主张,自己对问题的看法也要想办法让别人理解、认同。

心灵寄语

众人拾柴火焰高。

每天进步一点点

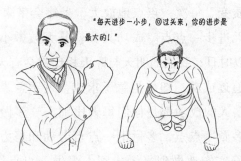

"每天进步一小步,回过头来,你的进步是最大的!"

管理学中有一个"蝴蝶效应",讲的是纽约的一场风暴的起因,竟然是东京上空一只蝴蝶拍动了翅膀。翅膀的振动波很微小,但如此微小的振动,每一次都被外界不断放大。而不断被放大的振动波越过大洋,最终引发了纽约的一场风暴。这就是说,微小的事物经过累积也会产生巨大的影响力。每天进步一点点,就会有翻天覆地的变化。

前不久,在一家企业的一个外展活动项目中,该公司的市场总监林先生在老板的指示下,连续做了600个俯卧撑。我们不会相信一个普通人能做那么多。然而,这个在正常情况、正常思维下不可能完成的运动,体质一般的林先生却完成了。活动结束后,林先生告诉了我们他连续做600个俯卧撑的秘诀。他的回答就是:每天进步一点点。

林先生毕业后来这家公司应聘,当老板让他做销售时,他对自己一点信心都没有。老板送给了他7个字:每天进步一点点。老板还当场做了一个实验,问他能做多少个俯卧撑。在老板面前,他费尽全力做了28个。这时老板对他说,做工作就和做俯卧撑一样,只要长期坚持,每天进步一点点,那么要不了多长时间他做俯卧撑的数量会和他的工作能力一样让他觉得不可思议。后来,林先生时刻谨记老板的教诲,在各项工作中每天进步一点点,并坚持每天做俯卧撑。不到3年的时间,他能完成的俯卧撑从原来的28个增加到600个;自己也由一名对自己没有一点信心的市场部业务员,成长为一名工作起来游刃有余的市场总监。

心理分析

故事中的林先生最初只能做28个俯卧撑，对自己的工作也毫无信心；但经过将近三年的努力，不断进步，三年后可以做600个俯卧撑，成为了自信、出色的市场总监。这都是由于他每天都在进步、都在努力，积少成多，最终，量变引起了质变。每次一点点地放大，最终会带来"翻天覆地"的变化。成功就是每天进步一点点。成功其实就是无数微小进步的叠加。每天进步一点点，假以时日，我们的明天与昨天相比将会有天壤之别。

现代人总是想追逐成功，却总是急于求成，过于急躁，结果总是不尽如人意。其实，很多人的成功都是他们每天比别人"多做一点点"累积的结果。每天比别人多做一点点，多付出一点点劳动和努力。不要小看这一点点，如果我们确确实实地做到每天比别人多做一点点，那么日积月累，我们就能取得更大的成就，拥有更多的收获。

成功者总是愿意在别人还没起床时他先起床；别人还在休息时他先行动；别人工作8小时，他就工作10小时；别人拜访10个顾客，他就拜访15个顾客。当他超越了别人之后，下一个就是要超越自己。今天拜访了15个顾客，明天就要多1个；今天走了两里路，明天就要比今天再多走一点点；在他每天想休息的时候，他就告诉自己再多做一点点。这样每天进步一点点，最终也就导致了人与人之间质的区别。

应对建议

一步登天做不到，但一步一个脚印能做到；一鸣惊人不好做，但一股劲做好一件事能做到；一下成为天才不可能，但每天进步一点点能做到。

每天进步一点点，需要每天都要具体设计、认真规划，既不能急躁，又不能糊弄，更不能作假，需要良好的目标规划和管理。

1. 确定明确的目标

即使是每天进步一点点，也是要在有规划的前提下，有效地进行目标管理。

（1）把自己的人生目标划分为学习、健康、人际关系、个人成就等几个领域。

（2）把自己的目标按照时间归类，分为长久目标、中期目标、短期目标和小目标。① 长久目标应尽量远大，目标愈高远，人的进步愈大。② 长久的目标不需要详细和精确。③ 中期目标、短期目标和小目标应现实可行，目标越小越要具体、可评估、可操作。④ 中期目标、短期目标和小目标要有时限限制，一般中期目标可以是 3~5 年或 1~2 年；短期目标可以是 1 个月到半年；小目标可能会精确到周或天。⑤ 目标的指定要现实，不能是幻想，要是可实现的。⑥ 对不同的目标要按轻重、缓急排序。

2. 做好目标管理

确定好目标，就要开始行动。首先，要将自己的目标列出来，做好每天的任务清单，每天按清单上所列事情的轻重缓急来工作。其次，要马上行动，绝不拖延。再次，要养成定期评估自己计划执行情况的习惯，总结自己工作的经验和教训，更好地做好以后的工作。最后，对于自己取得的成就要及时地给予奖励，对于自己的懒惰和拖延等，也要及时发现，及时制止。

如果感到自己约束不了自己，也可以考虑寻求身边同事、亲友的帮助，在他们时刻的监督和鼓励下，当每天进步一点点成为习惯时，一切也就没有那么难了。

每天勤奋一点点、每天主动一点点、每天学习一点点、每天创造一点点……只要每天进步一点点并坚持不懈，那么在不知不觉中，你就会有惊人的改变。无论你是一位职场新人，还是一位职场老将，都应该学会每天进步一点点。因为只有这样，一切才会产生质的改变，你才会从容地迈向成功的彼岸。每天进步一点点，使每一个今天充实而饱满，使每一段岁月厚重而悠长。

心灵寄语

不积跬步无以至千里，不积小流无以成江河。

忽视细节误大事

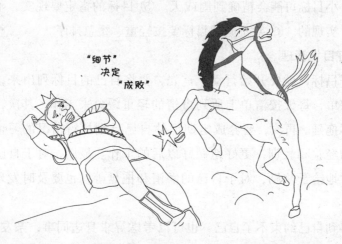

著名心理学家、哲学家威廉·詹姆士曾说:"播下一个行动,你将收获一种习惯;播下一种习惯,你将收获一种性格;播下一种性格,你将收获一种命运。"换句话说,就是"细节决定成败"。

> 在英国民间流传着这样一首歌谣:"缺了一枚铁钉,掉了一只马掌;掉了一只马掌,失去一匹战马;失去一匹战马,损了一位骑兵;损了一位骑兵,丢了一次战斗;丢了一次战斗,输掉一场战役;输掉一场战役,毁了一个王朝。"这首歌谣以极其简明的语言还原了那场战斗。1485年,当时的英国国王到波斯沃斯征讨与自己争夺王位的里奇蒙德伯爵。当时谁都知道,这不仅仅是一场生与死的较量,更是将一个国家作为赌注,赢了的人将会戴上大英帝国的王冠,输了的人将会沦为阶下囚。大战前夕,国王的御用马夫将国王的战马牵到铁匠铺钉马掌,铁匠因为铁钉不够就在一只马掌上少钉了个钉子。结果在战争中,不牢固的马掌脱落,战马摔到了,国王从马上摔了下来,被敌人生擒,失去了这场战争,丢掉了王位,毁掉了一个王朝。

心理分析

这个故事流传了很久,相信很多人都读过,也有很多人会为故事里的国王惋惜,因为他丢失了偌大的王国仅仅是因为一枚马钉。但是,从最开始的少钉一枚马钉,到最后的王冠的丢失,我们可以看到,这个过程中的关键点环环相扣,因果关系一目了然。在现实生活中,我们会遇到很多的我们不重视的细节,也许不是我们不重视它,而是因为它们太渺小、太不起眼,所以很容易就被忽视掉了,但是往往这些被忽视掉的细节会成为决定最后结果的关键因素。

细节是平凡的、具体的、零散的,如一句话、一个动作、一件小事……细节虽渺小,但是如果我们有一双善于捕捉细节的眼睛、一颗细腻的心以及一种一丝不苟的态度,我们就能很好地捕捉到这些细节。当我们端正了自己的态度,凡事都以一种谨慎的心态去面对时,细节将不会被忽视。

应对建议

1. 拥有一双善于发现的眼睛

相信很多人都知道细节的重要性,但是很多时候却发现不了细节在哪儿,因此也就无法注重细节了。拥有一双善于发现的眼睛,对我们会有很大的帮助。拥有一双善于发现的眼睛的前提是我们要懂得用心去看世界,用心去观察出现在我们面前的事物,用心去想尚未出现在我们面前的事物,以及它们之间的联系。所以很多时候,我们可以像小的时候那样,多问几个为什么。现在的人恨不得同时去做所有的事情,这样可以提高效率,但是,当我们专心地去做一件事情的时候,我们反而会更有效率并且能发现更多以前注意不到的事情。

2. 谨慎制订计划,在计划的实施中不断完善与改进计划

如果我们能够在做事情之前谨慎地制订自己的计划,相信我们就能够将更多的事情考虑在计划之内。当然,制订的计划并不是不能更改的,在计划执行的过程中,我们要不断地总结、反思,将计划进一步完善使其更有成效。

3. 细节存在于我们生活中的每一处

我们要有这样的心理准备:细节可能存在于我们生活中的每一处。当我们的心里有了这样的准备，我们就会下意识地去寻找存在于生活中的细节。可能这种意识不是一天就能锻炼出来的，但是，只要我们坚持锻炼下去，每天进步一点点，最终就能获得良好的效果。

4. 注重细节，也要不拘小节

也许有人会认为，这二者明明是矛盾的嘛！其实不然，注重细节很多时候是指对待工作、对待自己，而不拘小节很多时候是指对待生活、对待别人。换句话说，在工作上注重细节、斤斤计较有助于取得成功，但是如果把这种斤斤计较的精神劲儿用到人际交往上或者生活中，就会让人觉得很不自然、很不轻松，还有可能会造成人际交往困难，从而对生活有很多不满意的地方。所以，注重细节也分对象与场合。

心灵寄语

一屋不扫，何以扫天下？

幸福就在你身边

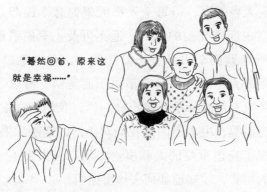

"蓦然回首，原来这就是幸福……"

幸福其实很简单，身体健康是幸福，合家欢乐是幸福，平平安安也是幸福。别人坐小车进酒店是幸福，你踩自行车吃素菜也未必不幸；别人金钱美女是幸福，你住平房伴爱妻也未必不幸福；别人高官厚禄是幸福，你一介平民也未必不幸福……其实我们苦苦追求着的幸福，往往就在自己身边。是的，幸福就在你的身边。

> 小林一直都觉得自己不够幸福。小时候，他觉得当农民的爸妈不像其他同学的父母那样，能给自己许多的零花钱，是一种不幸福；长大后，他外出求学，看着繁华的都市，觉得自己出生在偏僻的小山村，是一种不幸福；找工作时，他觉得自己的亲友不能给自己提供很好的人脉支持，是一种不幸福；参加工作后，他觉得自己的工资和待遇总是没有其他同学高，是一种不幸福；结婚后，他觉得妻子整天唠唠叨叨，孩子整天吵闹不休，是一种不幸福。为了幸福，从小他就拼命地学习，考上大学离开故乡，离开父母；为了幸福，他在大学成绩优秀，平时做兼职，希望可以留在城市；为了幸福，他在城市中打拼，经常加班，已经有五年没有回老家过春节；为了幸福，他拼命赚钱，希望可以比同龄人优秀，可以融入到城市之中。然而，当他成了部门经理，有了房子、车子和存款时，却发现自己更加的不幸福了。年老的父母已经逝去，妻子和孩子忍受不了自己的冷漠已经离去，自己的身体状况也每况愈下。蓦然回首，小林发现自己曾经很幸福。

心理分析

幸福是一种感受，是一种期盼，也是一种追求。像小林一样，我们经常抱怨自己不幸福，不是因为我们没有幸福，而是幸福离我们太近，近得我们懒得去感受它的存在。

对幸福的理解人各不同，但每个人都渴望拥有幸福却是共同的。有的人认为幸福是天空中那道亮丽的彩虹，遥不可及。幸福感是一个人的期望值与现实的差距所导致的个人体验。差距越小，幸福感越强；差距越大，幸福感越小；差距太大，会导致没有幸福感而苦恼。所以，幸福只是人的一种主观体验，并没有绝对标准。像小林一样，我们经常抱怨自己不幸福，不是因为我们没有幸福，根本原因是我们对生活的期盼、渴望的标准不同。我们很多时候忽视了身边重要的人和事物，只有当失去了才知道他们的重要，才知道他们的可贵，才知道如何去珍惜他们。

应对建议

当你的期望与现实的差距不太大，或是期望不是特别高时，你可以这样做：

（1）换一种心情。人生未必尽如人意。为了所谓的得失、成败，我们失落、沮丧，但不要忘了，烦恼和顺心也是生活的点缀，尝尽生活的百般滋味，人生才会如花般绚烂，我们才可以在这个过程中一步步走向成熟。换一种心情看生活，生活也就不再冷酷无情，你也会看到生活中温馨与幸福的一面。人生只要没有大灾大难就是美好的，很多时候，你生活的好坏都由你的心态决定。

（2）善待身边的人。要学会善待朋友和家人。能够一下数出五个好朋友的名字的人比不能数出任何名字的人更感到幸福。

（3）面带微笑。在生活中，不管你碰到多大的困难，都应该微笑面对。微笑能够增加你面对困难的自信心和幸福感。我们经常会听到这样的话："只要你把自己当成最幸福的那一个，你最终也会幸福起来的。"当幸福感在你的生活中形成一种习惯的时候，幸福的常态也就会光顾你了。

如果你的期望过高，或是觉得以上的方法不适合，你还可以这样做：

（1）珍惜时间，积少成多。珍惜自己时间的人，会比别人更会享受生活，他们每天都充满了幸福感。珍惜时间的人，更要懂得积少成多。一天写三百页的书稿是很难的事,然而,一天写两页则很容易办到。这样,坚持一百五十天,就可以写成一本书,这个原则其实适用于任何行当。"不积跬步无以至千里,不积小流无以成江海",当我们看到了自己做的"多"的成果,自然会产生一种成功后的喜悦,这就是幸福感。

(2)积累积极情绪。积极的情绪体验能促进挑战的应对,缓解消极情绪。反复体验积极情绪,可以增加个体的心理弹性,提高社会关系的质量,进而增加个体的主观幸福感。大量有关压力与应对的研究发现,积极情绪促使人运用"以问题为中心"的应对策略,而这种应对策略能够有效缓解压力,进一步提高积极情绪的水平,促进主观幸福感。积极情绪的积累,能使人每一天都处于快乐的状态,幸福感永远相伴。在生活中,幸福的人做的每一件事,都是努力消除消极情绪的过程。

(3)不能无所事事。劳动不仅对个人有好处,对其他人也有好处。如果一个人饱食终日,无所事事,那么,除了造成他自己的损失之外,别人也享受不到他从事生产带来的"交易价值"。无所事事是幸福的杀手,造就了碌碌无为的人生。

(4)参加室外活动。适当的室外活动,不仅可以增强我们的体质,还能陶冶我们的情操,使我们忘却烦恼。参加室外活动,是对付压力和焦虑的良方妙药。你可以去郊外爬山、远足、攀岩,也可以在公园散步、跳舞,还可以出门旅游,等等,只要是有益于自己身心健康,让自己放松、愉快的活动就可以。

(5)好好休息。幸福的人每天都有充沛的精力,他们不管在生活中还是在工作中总是生龙活虎,每天都带着一脸的幸福,而好好休息是他们做到这一点的一个前提条件,不管工作怎么忙,他们一定留出充足的睡眠时间并享受它。

(6)有理想、有追求。世上的物品千千万,你顶多也只能拥有其中很小的一部分。追逐它们的结果,只能是永远没有满足的感觉。有追求、有理想的人就有着自己的目标和信念。

心灵寄语

幸福就像自己身边的空气,无声无息,却时刻陪伴在我们身边。珍惜身边的点点滴滴,就是在珍惜永远不能再复制的幸福。

好汉要吃眼前亏

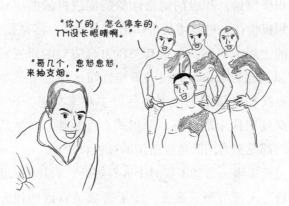

从小总听到大人说"好汉不吃眼前亏","宁折不弯"。在如今的生活中,也常常有人一碰到眼前亏,就会为了所谓的"面子"和"尊严",甚至为了所谓的"正义"与"公理",与对方搏斗、争执。最终的结果无非是一方因此而一败涂地,而另一方虽然获得"惨胜",却也元气大伤,非常不值。其实,有时候退一步就会海阔天空。

> 小林是一位面包车司机,经常在市里和郊区之间拉客人。有一天,他把客人送到郊区,在返回的路上,他在休息站停了一会,出去买水。刚回到车上,还没发动车子,后面就来了一辆大卡车。估计刹车不太灵,轻轻碰到他的车屁股。
> 小林开车向来比较谨慎,从没有发生这样的事故。他赶紧下车去看,看到车子后灯撞坏了,而那个大卡车却毫发无损。他不想吃亏,就打算和对方理论。这时候,车上下来四个彪形大汉,个个横眉怒目,不仅不承认自己的错误,还骂小林瞎了眼睛,把车停错了地方,让他赔偿。小林满肚子的火,明明是自己吃亏了,对方还反咬一口。他准备说话,但想了一下:附近没有什么人,对方四个呢!算了吧。于是他又忍住了。

> 小林咽了咽唾沫，把一肚子的火气咽下去。赶紧把身上的烟掏出来，给他们一一点上，点头哈腰赔不是。然后再确认没事后，小林开车平安地回到了市区。

心理分析

俗话说"好汉不吃眼前亏"，遇到小林身上发生的这样的事，硬碰硬只会把自己碰得鼻青脸肿，伤痕累累。试想小林如果硬碰硬要求赔偿，很可能会被这四个人大揍一场。眼前亏，该吃的时候还是要吃的。吃的目的就是避免不必要的麻烦和损失。如果因为不吃眼前亏而蒙受巨大的损失，甚至把命都丢了，就太不值得了。大丈夫要能屈能伸，人在矮檐下，有时候是一定要低头的。

好汉要吃眼前亏，并不是要逆来顺受、甘受屈辱和压迫的，而是对客观世态的感知所取的自我保护的生存策略。现实生活是残酷的，很多人都会碰到不尽如人意的事情。敢于碰硬，不失为一种壮举。可是，胳膊拧不过大腿，如果你硬要拿着鸡蛋去与石头斗狠，只能算作是无谓的牺牲。

当然，这里我们所说的吃眼前亏，也有它的行为界限，第一，吃亏的目的应该是为了渡过难关，克服别人给你制造的麻烦，以免影响你的正事；第二，这种信念所针对的麻烦应是对抗性的矛盾和冲突；第三，应着眼于远大目标，致力于成就大事；第四，这种信念的价值在于暂时的吃亏换取长久的利益。

应对建议

中国人向来提倡"以忍为上"、"吃亏是福"，这是一种玄妙的处世哲学。古语说："小不忍则乱大谋。"忍耐精神是一个人个性意志的表现，更是一个人处世的方法，学会忍耐，婉转退却，可以获得一定的益处。这是做人的一种权变，更是最高明的生存智慧。

要学会这种智慧，你可以这样做：

1. 改变认知，建立合理的信念

有些人会认为，面子很重要，丢什么都不能丢面子。所以，在面对事情时，即使是小事也不退让；即使后果是自己无法承受的，也要硬撑。最终弄得自己伤痕累累。

要想改变这种状态，首先要改变自己的认知。认识到其实人生中不一定事事都要胜利，有时候吃亏也是福，适时的退让反而会带来更好的结果。例如，在职场中，当一个人实力微弱、处境困难的时候，认识到退一步海阔天空，留得青山在，不怕没柴烧，这样他才会有机会更好地发展，而不会因为硬碰硬而失去以后的机会。

2. 寻求榜样，积极学习

可以找身边平时比较豁达、忍耐性比较好的榜样，多和他们接触、交流，看他们怎样待人接物，这样自己也会潜移默化地受他们的影响，变得豁达。另外，还可以看看有关伟人的书籍和传记等，可以在其中学到很多。

3. 采取行动，适时奖励

千里之行，始于足下。合理的认知和榜样学习都是为了最后的行动。所以，最重要的就是去实践。当遇到事情时，首先要去客观地分析这种情况对自己有利还是不利。当情况危险时，与其硬碰硬，不如忍一时风平浪静，等以后从长计议。每次成功地控制了自己的冲动后，都可以给自己以奖励，可以是做喜欢的事、买一件喜欢的东西等。但如果没有忍住，又逞强了，则要给自己一些惩罚，比如暂时不准做喜欢的事等。适时地强化和惩罚，可以促进我们形成习惯，巩固正确的行为和认知。

心灵寄语

留得青山在，不怕没柴烧，没必要为了一时意气，毁了一世英名。

自卑是应受到重视的消极心态

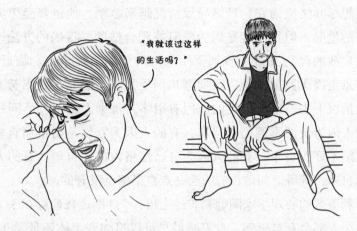

"我就该过这样的生活吗?"

当看到别人有姣好的容颜时,我们觉得自己的面貌实在不尽如人意;当看到别人有较高的收入时,我们不敢看自己的银行卡余额;当看到别人有豪宅时,我们觉得自己的居住环境实在不怎么样;当看到别人有名车时,我们觉得天天挤公交车实在不是人过的日子。长此以往,自卑的毒草已经在我们的心田蔓延……

> 李军是上海某重点大学大三的学生。因为是农民家庭出身,家庭条件比较差,因此进入大学后他一直比较自卑。为了掩饰家庭的贫困,他向别人借了很多钱,表现得和别的家境富裕的同学一样。他原以为到了上海上学会有很多机会赚钱,比如通过打工来贴补自己,但实际上很困难,因此钱也一直没还上。
>
> 他也曾想过很多方法去提升自己的素质,但实施后基本都是半途而废。现在将近毕业了,他感觉自己仍摆脱不了贫困,走不出底层社会,没有好的前途,不能为父母光宗耀祖了。他为此自卑感十足,整天觉得自己能力不行,甚至足不出户,不愿意出去见人。

心理分析

在上面的故事中，你感受到了李军的问题出在哪儿了吗？自卑。对，都是自卑惹的祸。李军因为家庭的贫困而感到自卑，这种自卑心理又反过来让他采取了不恰当的应对家庭贫困的方式。他不能正确地面对家庭的贫穷，反而想尽办法掩饰它，最终导致情况越来越糟。他也曾经想努力改变这种不好的境况，但是可能是因为没有找到合适的、正确的方法，一再失败，这些失败的经历又进一步加深了他对贫困的消极情绪。临近毕业了，他甚至有点走投无路的感觉，不愿意出门见人，不愿意再付出努力，只是一天天地消沉下去。自卑产生的原因有很多，每个人也都有不同程度的自卑。有的人因为长的不漂亮而自卑，有的人因为家境不富裕而自卑，有的人因为成绩不好而自卑，有的人因为自己性格内向而自卑，有的人因为身体缺陷而自卑，等等。相信没有人会一点自卑感也没有的。

奥地利著名的心理学家阿德勒曾经指出："自卑是普遍存在于人类社会中的，每个人都会有自卑感，自卑感最早可以追溯到个体还是婴儿的时候，婴儿期时个体要靠父母的照顾才能存活下来，这样婴儿就会感觉到自己是弱小的、无助的、是需要别人帮助的，因此而感到自卑。随着我们的成长，自卑感也会伴随我们左右。"阿德勒甚至认为："人类所有成就的取得都是建立在人类自卑的基础之上的，所以自卑并不可怕。"

自卑是指自我评价偏低、自愧无能而丧失自信，并伴有自怨自艾、悲观失望等情绪体验的消极心理倾向。自卑的人常常情不自禁地夸大自己的缺陷，甚至毫无根据地臆造出许多弱点，还总爱拿自己的短处跟别人的长处比；不能冷静地分析自己所受的挫折，不能客观地看待自己所处的环境，不能正确地对待自己所犯的过失，不能客观地、冷静地看待别人对自己的看法，不能对自己做出正确的、客观的评价，以至于把自己看得是一无是处，丧失信心，对那些自己能完成的事情也会不做努力就轻易放弃。

应对建议

自卑并不可怕，心理学家帮我们归纳了一些应对自卑的方法：

1. 坦然地接受我们身上所发生的一切

也许我们没有优越的家庭环境，也许我们会有很多缺点，也许生活给我们设置了种种障碍，但这些都不能成为我们自卑的理由。每个人的生活都会有许多的磨难,但这些并不能成为我们一蹶不振的理由。我们要相信,每个人都会有自己的"不幸",因为我们只经历自己的经历,所以我们往往只能看到自己的挫折,但这并不代表别人都是一帆风顺的。我们所经历的"不幸"可促进我们成长,所以坦然地接受我们身上发生的一切,会给予我们去克服这些挫折的勇气。

2. 和乐观自信的人交朋友

要有意识地选择与那些性格开朗、乐观、自信、善良、热情、尊重和关心他人的人进行交往。在交往的过程中,你的注意力会被他人所吸引,会感受到他人的喜怒哀乐,跳出个人心理的小圈子,心情也会变得开朗起来,同时在交往的过程中,也能够全方位地认识自己和他人,通过有意识地比较,可以正确地认识自己和他人,调整自我评价,提高自信心。

3. 不断提高对自我的评价

对自己作全面、正确的分析,多看自己的长处,多想想自己的成功经验,并且不断进行自我暗示、自我鼓励:"我一定会成功的","人家能干的,我一定也能干,我不比他们差",等等。这样经过一段时间的锻炼,会逐步地克服自卑心理。

4. 找到自卑的原因,对症下药

造成自卑的原因有很多,当我们找出了造成自卑的原因后,我们就能够对症下药争取做到药到病除。我们可能因为家庭贫困而自卑,但是家庭的贫困只是一时的,相信通过我们的努力,情况会越来越好。我们可能会因为身体的缺陷而自卑,但是想一想,最起码我们还活在这个世界上,身体的缺陷不一定可怕,可怕的是心理的缺陷,当我们有健康而强大的心理时,一切都有可能风轻云淡。我们可能因为成绩不好而自卑,但是只要我们努力了,就不自责,并不是天下间所有的事情都是付出了就一定会有回报的,努力过,就不会后悔。

5. 微笑面对一切

大部分的人都知道笑能给人带来自信,它是医治自信不足的良药。但仍有人不相信,他们在面对恐惧的时候,从不试着微笑。真心的微笑不仅能带给自己良好的心情,还能够化解别人的敌对情绪。微笑换来的同样是微笑。

心灵寄语

不用自卑,因为我们每个人都是独一无二的。

与人坦诚交往

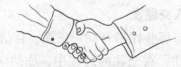

"坦诚是友谊的必要保证。"

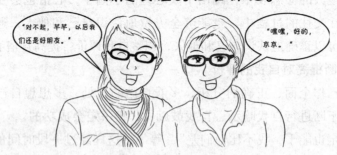

在与人交往的时候，你做到坦诚相待了吗？如果做到了，相信你一定拥有良好的人际关系；如果没有做到，那么是什么原因让你没有做到呢？不信任人，善意的谎言，还是其他的一些因素？

> 京京放学后很沮丧地回到了家里，妈妈问她怎么了，她说今天期末考试的成绩下来了，她语文考了95分，而好朋友芊芊只考了85分，当芊芊问她考多少分时，她为了不让芊芊难过就说自己也考了85分，后来语文老师在课堂上表扬京京考了全班第一，为此芊芊很生气，她说京京骗了自己，自己拿她当好朋友，京京却不把她们的友谊当回事，京京为此很苦恼，她说自己是好心啊，怎么会让事情变成这个样子。
>
> 妈妈听后没说什么，就把她带到后面的山谷里让她对着山谷喊："我恨你"，结果山谷回应"我恨你……"她很生气，接着喊："我恨你"，山谷还是回答"我恨你……"。妈妈对她说："你换成'我爱你'试试"，结果当京京对着山谷喊"我爱你"的时候，山谷也回应"我爱你……"妈妈说："当我们坦诚地对待别人的时候，也会得到别人的坦诚相待。"

心理分析

上面故事的主人公京京的初衷是好的,她不希望自己取得了好成绩而让好朋友难过,所以就选择了向好朋友隐瞒自己的成绩这一事实。但是作为芊芊来说,她可能就体会不到京京的良苦用心了,因为本来自己考得不好,而好朋友考得很好就够难过的了,再加上好朋友对自己的欺骗或者可以称为善意的谎言,那没考好的愤怒、自责、后悔等各种负面情绪都会涌上心头,难免会对好朋友产生误解,甚至会把负面情绪都发泄到好朋友的身上,这样两个人都会体验到不好的情绪。为了避免这种场面的出现,就应该彼此坦诚相对。

人与人交往最重要的是坦诚相对,相信没有人愿意被别人欺骗。可以设想一下,如果自己用一颗真心去面对别人,而换来的却是欺骗、谎言,相信任何人都会有心理落差的。很多人会说:"现代社会人与人之间的距离拉大了,激烈的竞争使人们的关系不如以前那样深厚,人们需要用一副面具来伪装自己。"也许这种言论在某种程度、某个方面是有一定的道理的,但是我们仍要相信"好人有好报"、"爱出者爱返,福往者福来"。我们仍然可以看到坦诚相待的良好结果。所以,我们不要拿外在的客观环境作为借口,说自己的不坦诚是不得已而为之,而应该看到外在的客观环境可以因人们的主观努力而改变。当我们都用一颗坦诚的心去与人交往时,我们的人际关系会逐渐地发生微妙的变化,我们的社会也会逐渐变得和谐而富有生机。

应对建议

1. 减少对别人的猜疑

很多时候我们不能坦诚地面对别人是因为我们对别人产生了猜疑,我们猜疑"别人无缘无故对自己好肯定是不正常的","世上没有免费的午餐,自己一定要注意,别人肯定有所企图"。其实这些都是我们一厢情愿地认为的事情,我们要相信别人是善意的,最起码别人跟我们没有深仇大恨不必存有时时给我们"使绊子"之心。当我们消除了这种"无事献殷勤,非奸即盗"的预期,我们就能很坦然地接受别人传递的善意了。作为回报,我们也会很乐意地向别人表达自己的善意。

2. 不向别人炫耀自己所拥有的东西

有些人确实很坦诚，向别人历数自己所拥有的东西，事无巨细，一一陈列在别人的面前，不管别人是不是愿意听自己的陈述。坦诚不是炫耀，不是向别人显摆自己拥有的一切，坦诚要在谦虚与内敛的基础之上，别人对于我们所拥有的东西可能并不感兴趣，也许在别人看来那并不重要，至少对于他来讲并不重要，只是我们自己把它们看得至关重要而已。所以，当我们坦诚地向别人炫耀自己认为很重要的东西时，请注意别人的态度。否则，这种坦诚反而会招来别人的不满。

3. 适当地坦诚相告自己的缺点

人们总喜欢追求十全十美，但是十全十美是不可能的，我们总会有这样那样的短处，无论是学习、工作中还是性格中，许多人不愿意任何人知道自己的这些不足，怕会影响自己在别人心目中的形象。其实，我们的这些短处自己不说别人也很有可能会看出来，与其让别人抓出来，还不如自己"坦白"一下，这样反而会让别人觉得我们是真性情，也会换得别人的真心相待。当然，如果这些缺点是很致命的，那么我们就要想办法改掉。相反，如果这些缺点无伤大雅的话，那么我们就可以随它去。

4. 坦诚不一定是固执己见，容不得别人的反驳

在人际交往中，我们会发现很多人为了坦诚固执己见，反而与别人闹得不可开交。例如，别人有某方面的不足，大家都看得清清楚楚的，但是他自己不承认。这时，不要针尖对麦芒地与他相对，既然大家都不愿意说出来，我们也不要挑明，自己知道就好。此外，当我们与人坦诚相对的时候肯定会遇到别人的不同意见，这时双方都有自己的看法，在不触犯大是大非原则的情况下，不一定非要与别人争个明明白白，沟通的主要目的不是弄明白谁对谁错，而是要让大家都了解彼此的想法。真的较真了，结果反而会不好。

心灵寄语▶

君子坦荡荡，小人常戚戚。

懂得关爱

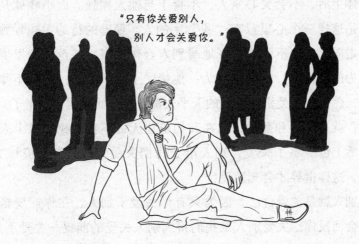

"只有你关爱别人，别人才会关爱你。"

关爱是一片天空，给人无限的希望；关爱是一片森林，给人源源不断的动力；关爱是一盏明灯，照亮人们美好的未来。在充满关爱的世界中，生活处处充满阳光。

小峰是家中唯一的男孩，有两个姐姐。面对久盼的儿子，全家人是把小峰当作皇帝一样养大的。平时在家，小峰从不干活，什么也不会干，而且也不会和同学交流。上大学时，母亲每周会去学校帮他收拾寝室，给他和同学带饭。由于同学的包容和家人的照顾，小峰没遇到太大问题，顺利毕业了。

可进入社会后，小峰越来越不适应。在单位孤独冷漠，不喜欢集体生活，不会关心别人，不善于与他人相处。在一次集体郊游野餐时，他把自己爱吃的鸡腿、汉堡一股脑儿地放在自己旁边独自享用，全然不顾周围的同事。平时的工作中他也不顾及身边同事的需求状况，经常远离团队，独来独往；生活中，对于同事的求助，他也一概冷漠拒绝。时间久了，同事都不再理睬他、渐渐疏远了他。

心理分析

在现在的家庭里，差不多都是全家人围着孩子转，孩子成了家里的"中心"，家长关心、爱护孩子；然而，孩子对家长、对他人往往是漠不关心。这是因为孩子习惯了被照顾、被保护、被宠爱，因而变得冷漠、孤独，不喜欢集体生活，不会关心别人，不善于与他人相处。而小峰就是这样长大的，也是这样一个心里只有"我"字的人。偏差的行为习惯导致他心中无他人，走向社会也不可能很好地与别人合作共事，甚至可能发展到会做出胡作非为的事情来，这都是因为：他接受了太多的爱，却从不知道怎么去付出爱，怎么去关爱别人。爱的天平失衡了，因而问题也就来了。

关爱，就是关心和爱护，它在我们身边无处不在。我们每个人都需要关爱，生活上也少不了关爱，别人给予我们关爱，那我们更应该去关心、爱护他人，这样世界才会充满爱！

关爱别人就是关爱自己，因为只有你关爱了别人，在你需要帮助的时候别人才会回报你。关爱别人是我们得到别人关爱的前提。关爱不是怜悯，更不是同情，而是快乐地以一己之力帮助他人，并让受助人也感到快乐，这才是关爱的本质。

对一切的生命，我们都应怀有一颗关爱的心，我们不仅关爱我们的同类，也应关爱地球上的其他生命，因为在独一无二的生物圈中它们的存在与我们息息相关，也正因为它们的存在才使我们生活的星球更加多姿多彩；关爱生命，我们还要讲究方式，生命的成长有它的自然规律，不恰当的关爱是戕害生命；关爱生命，我们就要告别一切不良嗜好，远离那些会毒害我们生命的东西（如毒品），让自己健康地活着也是关爱生命的一种表现。

应对建议

懂得关爱，你可以这样做：

1. 改变认知，懂得与人和睦相处的意义，体会与人和睦相处的喜悦

要意识到只有在与人不断地交往过程中，我们才能增长知识、积累经验、认清自我、完善自我，才能更好地适应社会。一个人的力量小，集体的力量大，和大家和睦相处才能使自己身心愉悦，才真正是众人拾柴火焰高。

2. 培养自己的同情心

培养对万事万物的同情心，自觉地为别人着想，把别人的欢乐和痛苦放在心上，要感到关心别人、为别人服务是一种愉快的事，久而久之，我们心里想的就不仅仅是自己了。

3. 严格要求自己，采取关爱行动

对行为、举止，从工作到生活均以规范严格加以执行，从而形成习惯，这种习惯将是影响自己的一种无形的约束力。严格要求自己，是与别人和睦相处的保证，心中有了"想要求别人做到，自己首先应当做到"的观念，那么就会严于律己，宽以待人，与人和睦相处。

4. 逐步扩大与人和睦相处的范围

从身边的亲朋开始努力，当发现自己可以关爱亲朋时，把和睦相处的对象扩展到邻居、同事乃至整个社会，在意识中养成"别人的事，也是自己的事"的观念，与同事真诚相待，关心同事。例如，同事病了，打电话表示慰问，并捎上祝福的话语，这样不仅给同事带去了温暖和友谊，自己也能从中体会到乐趣，只有这样，才会逐渐懂得关爱他人。与人为善时，要及时地表扬一下自己，例如做喜欢的事等；当受到别人关心后，也要表示感谢。逐渐把关爱扩展开来。

心灵寄语 ▶

关爱他人就是关爱我们自己。

学会感恩

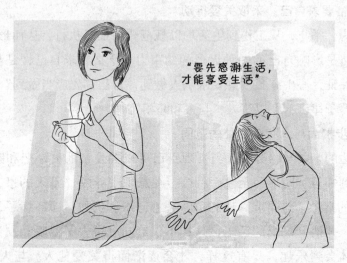

还记得《感恩的心》那首歌吗？每每想到那熟悉的歌词："感恩的心，感谢有你，伴我一生让我有勇气做我自己；感恩的心，感谢命运，花开花落我一样会珍惜……"心里就会充满悸动和温暖。感恩让我们的生活变得充实，让时间充满温情。

> 小李三年前大学毕业，进入了当初心仪的公司，在严峻的就业形势下，能顺利地签到工作她很开心，感觉自己很幸运。但随着工作新鲜感的流逝，面对着单调、一成不变的生活和工作，她开始感到无聊。再后来，小李很厌烦每天为生活奔波。虽然工作待遇优厚，但她却开始不满于自己的工作，整天对着电脑发脾气；下班的时候，看着路上拥挤的人群和川流不息的车流开始烦躁不安；回到家后，面对曾经让自己感觉幸福的家庭，总想要发泄一下，经常让家里人不得安宁，要是再遇到什么事情，她更是会和丈夫吵得天翻地覆，让孩子胆战心惊，左右邻居不得安宁。她觉得自己的生活没有意思，每天都很压抑、郁闷，感觉活得一点都不快乐。

心理分析

小李的生活在物质上是富足的,有合意的工作、健康的身体、美满的家庭,她对生活无意义感是源于精神上的匮乏——感恩的缺失。小李在生活中得到了很多,但她不知道感恩、不知道珍惜,因而会感到生活的没有意思。

在喧嚣繁杂的时代里,一个人只有内心常怀感恩之情,心情才会平静坦然,在浮躁的世界里如清水芙蓉般永葆自己的优雅风姿,心灵才能永葆宁静和欢乐。拥有感恩之心的人,不仅面相和善,亲和力强,而且心理上也会更加健康,不会受到负面情绪的困扰。当意识专注于感恩时,生活会变得更有意义、更加充实和具有创造性。

每天怀着感恩说"谢谢",不仅能使自己有积极的想法,也能使别人感到快乐。在别人需要帮助时,伸出援助之手;而当别人帮助自己时,以真诚的微笑表达感谢;当你悲伤时,有人会抽出时间来安慰你;等等。这些小小的细节都是一颗感恩的心。

感恩不是一个词汇,而是一种情怀,是一种处世哲学,也是生活中的一种大智慧。一个智慧的人,不应该为自己没有的斤斤计较,也不应该一味索取而使自己的私欲膨胀。学会感恩,为自己已有的而感恩,感谢生活给你的赠予。这样你才会有一个积极的人生观和健康的心态。感恩之心,应该时时刻刻存在于我们心中。

应对建议

感恩是要发自内心的,不能为了感恩而感恩。除此之外,我们还可以:

1. 养成感恩的习惯

每天清晨醒来时,对每一天怀有感恩。你并不需要感谢特定的某个人,因为你可以感谢生活!感谢今天又是新的一天!一位怀有感恩之心的朋友常常跟我说,当你每天醒来时,应该这样想:"我真是个幸运的家伙!今天又能安然地起床,而且还有崭新的、完美的一天。我应该好好珍惜,去扩展自己的内心,将自己对生活的热情传予他人。要常怀善心,要积极地帮助别人,而不要对别人恶言相向。"

2. 用心发现

生活中要感谢的东西很多,可以是某个人、某件事,更可以是一朵花、一阵风或仅仅是一种感受。重要的是，要有一个敏感感恩的心和发现感恩闪光点的眼睛。

3. 一封表达谢意的纸条

如果别人向你寄来一封表达谢意的纸条，你一定会很开心。当你表达谢意时，并不需要正式的感谢信，一张小小的卡片（或Email）就可以了，礼轻情意重。

4. 一个小小的拥抱

对你深爱的人、与你共处了很长时间的朋友或同事，小小的拥抱是很好地表达感恩的礼物。

5. 不求回报的小小善意

不要为了私利去做好事，也不要因为善小而不为。留心一下他人，看看他喜欢什么，或者需要什么，然后帮他们做点什么（倒杯咖啡，递杯茶水，等等）。行动强于话语，说声"谢谢"不如做一件小小的善事来回报他。

6. 公开地感谢别人

在一个公开的地方表达你对他人的感谢，比如办公室里、与朋友和家人交谈时、博客上或当地报纸上等。

7. 给感谢的人意外惊喜

小小的惊喜可以使事情变得不一般。例如，在妻子工作回到家时，你已经准备好了美味的晚餐；当母亲去工作时，发现自己的汽车已经被你清洗干净；当女儿打开便当时，发现你特意做的小甜点。这些就是一点点的意外惊喜！

8. 对不幸也心怀感激

即便生活误解了你，使你遭遇挫折与打击，你也要怀有感恩。你不是去感恩这些伤心的遭遇（虽然这也使你成长），而是去感恩那些一直在你身边的亲人、朋友，你仍有的工作、家庭，生活依然给予你的健康和积极的心态，等等。

> **心灵寄语** ▶
>
> 常怀感恩之心，心境自然会变得平和，我们的生活也会重获光彩。让我们在感恩中幸福地生活，活出生命的意义。

顺其自然

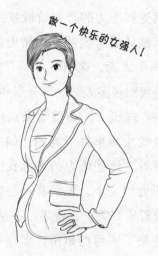

做一个快乐的女强人!

生活节奏的日益加快,使人们一天到晚像个陀螺一样转个不停,并且越转越快,因此我们的身体疲倦了,我们的内心疲惫了,学会放松自己是我们大多数人都需要面对的挑战,您呢?

> 33岁的周女士是一家大型外企的白领,平时她除了要忙于工作外,下班还要抓紧时间"充电",另外还要和朋友、同事交往,常常忙得不可开交。作为回报,她的工作能力得到老板的赏识,职位不断晋升,薪水也在不断增加,朋友和同事都说她是一个好同事,是一个值得交往的好朋友。但是,周女士却感觉自己越来越忙,越来越累,以至于一提到要上班就迈不开腿,一提到和同事搞好关系就苦恼不已。她甚至都不知道自己是谁,每天都在忙什么,也体会不到生活和工作给自己带来的乐趣。
>
> 但是为了保持自己给老板、同事和朋友留下的完美印象,她不断地提高对自己的要求,硬着头皮撑下去。后来她终于忍受不了超负荷的压力,辞去了令人羡慕的工作,身边的人都为她感到惋惜,但是她自己却觉得这是一种解脱。

心理分析

周女士辞去了在外人看来十分优越的工作,但是她自己却认为是一种解脱,由此看来,周女士真的到达了压力负荷的边缘。周女士最后的境况肯定不是一朝一夕的压力造成的,而是日积月累的结果。我们可以设想一下,如果周女士能在感受到压力的最初阶段就找出有效的应对压力的办法并付诸实际行动,那么她最后可能就不用做出辞职的举措了。故事中周女士的压力主要体现在两个方面,来自工作的压力与来自人际关系的压力。这两个方面的压力也是我们很多人平时都会遇到的压力。

我们每个人都会有心理压力。心理学家指出,心理压力有一部分是由已经发生或者即将发生的生活事件引起的,如未完成的工作、即将面临的考试、必须面临的冲突等。这些压力的来源我们很清楚,处理起来可能更容易一些。这些心理压力的大小,虽然有一些客观的衡量标准,但是归根结底还是与个人的心理素质有关。有些事情在某些人看来可能是一些小事,但是在某些人看来可能是了不得的事情。那些对自己要求过多、过严的人更习惯将小事放大,小压力也成了大压力。

此外,一个人对问题的看法也会影响他对压力的应对。例如,同样是职务的升迁,有的人认为是好事,是领导对自己工作能力的认可;但是有的人就会认为职位高了,压力就更大了。

应对建议

掌握更科学、更有效的应对压力的方法有助于我们更好地应对压力。

1. 正确地认识压力

一个人活在社会中有压力是正常的,人们不是常说"有压力才有动力"吗?如果生活中没有一点压力的话,不仅没有进步的动力,也会使生活索然无趣。长期的养尊处优、没有压力感的人实际上是很难经受环境的考验的,会加快机体的衰退,达尔文的"物竞天择,适者生存"这句话在某种程度上用来说明压力也很有用。因此,对正常的压力不需要全面地排除,但是应该有个尺度,太大的、影响了正常生活的压力就应该想办法减缓了。

2. 对事物重新进行评价

对自己或者客观事物而言,当需求与可能之间发生矛盾时,必然要有所取舍。人们总希望"鱼与熊掌兼得",但这种可能性是很小的,例如,想多拿薪水、少干活,这种机会很少。如果我们不能做到"两全其美",那么就必须重新评价哪个对自己更重要。

3. 不做完美主义的俘虏

大多数人都有一种本能的向上发展的欲望,总希望做事力求做到最好,力求面面俱到,往往以最顺利、最完美的状态为标准,并希望永远保持这种完美状态。但是,现实往往与他们的希望背道而驰,人们很容易就陷入理想与现实的矛盾之中。当我们力求完美的时候,压力自然就很大。我们可以把追求完美作为总的指导原则、大的努力方向,但是不能作为具体的执行目标,否则我们可能永远也达不到这样的目标,久而久之,很容易就疲倦了。

4. 多与人沟通,建立健全的社会支持系统

心理压力大的人要多与他人交往谈心,既能密切关系、建立友情、体会沟通的乐趣,又是一个相互学习的过程。把自己的抑郁藏在心里只能使自己郁郁寡欢,但是如果可以把自己的烦恼向朋友、知己倾诉一下的话,不仅可以使自己的心情舒畅,别人也可能会提供给你一个看待问题的新视角,这有助于排解压力。

心灵寄语

学会放松自己,并不是我们要偷懒,只不过是为了更有效地面对接下来的挑战。

接纳凌乱

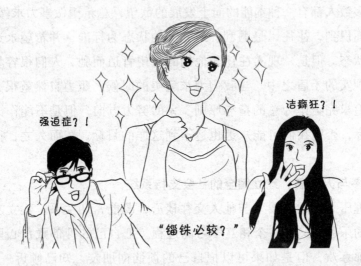

有人说：凌乱也是一种美。因为凌乱是随心所欲、不受拘束的表现，凌乱是放松自己紧张生活节奏的一种手段，相对于纤尘不染，凌乱更有一种生活的安然。

> 钱芸是一个爱干净的小姑娘，换下的脏衣服必须马上洗掉，否则放在那儿，她晚上会睡不着觉。她的桌子上东西摆放得整整齐齐，并且一尘不染，不仅如此，她从来不会把自己的东西弄得乱七八糟，宿舍同学都说她是不食人间烟火的"仙女"。如果她仅仅是只按照这样的标准来要求自己那也没什么，但是她还用同样的标准来要求同宿舍的同学，宿舍同学换下来的衣服如果不马上洗掉的话，她就会催促人家马上去洗，宿舍同学的桌子乱了的话，她会唠叨着说："乱死了，还不马上收拾好。"刚开始的时候，同学们还会听她的话收拾一下，但是时间久了，同学们都觉得她太烦人了，自己爱干净就算了，为什么还要求别人一定要达到她的标准。久而久之，同宿舍的同学都对她颇有微词。

心理分析

作为女孩子,钱芸爱干净是一件很好的事情,爱干净的小姑娘会讨得大家的喜欢,但是她的反应有点儿太过激烈,容不得自己的生活中存在一丝的凌乱。不仅如此,她还要求别人也要按照她的标准来做,要别人跟她一样容不得生活有一点儿的凌乱。其实,人家想怎样生活是人家自己的事情,为什么别人一定要按照你的生活规则来做呢?每个人都有权利做自己,当钱芸在别人不愿意的情况下,强行改变别人的生活,当然会让别人感到不满了。

有的人就是眼睛里容不得沙子,表现在生活中就是容不得生活中有一丝的凌乱,事事较真,可能在别人的眼中甚至有点儿"锱铢必较"之嫌。认真对待生活是必要的,毕竟生活要用心来过,但是过分苛求生活中的规律性与整洁性就有点强迫的倾向了。当我们接纳凌乱的时候,我们就会有"海纳百川,有容乃大"的气度;当我们接纳凌乱的时候,就会很容易对自己的生活产生满足感;当我们接纳凌乱的时候,就会觉得原来生活可以如此美好。因此,不是说接纳凌乱就是不追求更美好、更舒适、更快乐的生活,正因为我们要追求更美好、更舒适、更快乐的生活,所以我们才更需要接纳凌乱。

应对建议

1. 适当的时候可以偷一下懒

当我们容不得自己的生活有一丝凌乱的时候,会发现自己很累。所以适当地偷一下懒可以减轻我们的这种疲劳感,也会促进我们在思想上接纳凌乱。不想洗衣服的时候就留到想洗的时候洗,反正也不是没衣服穿;不想整理书桌的时候就留到想整理的时候去整理,反正放在那儿也不是什么天大的事;不想收拾屋子的时候就留到想收拾的时候再去收拾,反正也没有乱到家里进不来人的地步。适当的时候放纵一下自己,然后我们会因为这小小的放纵而更感到窃喜,在后来的善后工作中,我们也会因为这小小的放纵而更有效率。

2. 任何事情不必追求十全十美

我们每个人都会对完美充满向往,因此,我们会朝着这个方向做出不懈的努力。但是，我们对完美的追求越强烈，挫败感也会越强烈，因为任何事情都不可能是十全十美的，追求一个完全不可能实现的目标，无论付出多大的努力，最终都会以失败告终。断臂维纳斯正是因为其残缺的断臂而更令人神往，所以当我们极力追求完美的时候，反而是一种不完美。但是不追求完美并不代表做事不尽心、不努力。

3. 不要按照自己的想法来要求别人

爱干净的人肯定会有这样的感受，总喜欢别人也能像自己一样爱干净，把自己的东西整理得井井有条，并且还总会朝着这个方向去努力。但是往往会事与愿违，不仅别人不会按照自己的要求去做，反而会恶化两人之间的关系，也许我们的最初目的是好的，却没有得到好的效果。其实这种结果很容易就能预料到，没有人愿意按照别人的要求去做，也没有人喜欢让别人来对自己的生活指手画脚。我们能做的只是过好自己的生活，能改变的只有自己，所以想改变别人肯定会受挫。所以像"让别人按照自己的规则来生活"这种得不偿失的想法还是不要有的为好。

心灵寄语

凌乱是一种美，更是一种泰然处之的心态。

第二部分 情绪篇

☕ 适度紧张有利健康

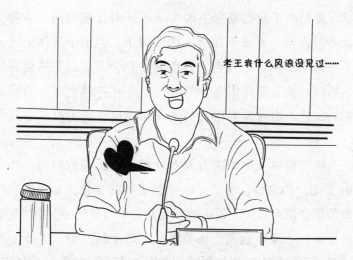

老王我什么风浪没见过……

你是否会因为一场要发言的会议而彻夜难眠？你是否会因为有挑战的任务而愁眉不展？你是否厌恶了紧张的感觉，厌烦了压力。其实，不必如此。只要处理得当，紧张和压力反而会有益我们的健康。

老王是一个进入职场已经十余年的职场老人，性格有点内向，不善与人交往，但他阅人无数，经历了很多职场中的风浪。可是，老王一直有一个苦恼困扰着自己，那就是参加每周一的例会。虽然已经参加了无数次的例会，但每次在例会的前一天还总会忐忑不安，而且这种不安随着自己职位的上升与日俱增。虽然平时的工作已经很忙，但他

> 仍会在每周周末的晚上抽出时间为第二天的例会预先准备好提纲，想好要说些什么，会有什么问题等，才能安然入睡。然而，每一次当他进入会议室见到一屋子的同事和下属，就会莫名的紧张，感觉心跳加快，脑中一片空白，准备的东西也都忘得差不多，不过幸好他每次都能很快地稳定住自己的情绪，顺利地主持完例会。不过，开例会前的紧张总是让他烦恼不已，他总在想自己是不是有什么问题。

心理分析

老王在开例会前无论多忙，都要写好第二天会议的提纲，做好充足的准备才能成眠。而第二天看见同事和下属又会有短暂的头脑空白、心跳加快，这些状况都是由于他的紧张。因为老王平时比较内向，不善交往，所以很自然他不善言谈、不善于在众人面前说话。但出于工作的需要，他每次又不得不在每周的例会上发言，因而对于例会，他总是感觉有压力，总感觉紧张。所以，他会提前作充分的准备，并有各种生理上的感觉。这种紧张是正常的，是人面对外界压力时的正常反应，老王没有必要为这种紧张烦扰。

紧张是人体在精神及肉体两方面对外界事物反应的加强。外界事物既可能是好的变化，如结婚、生子，也可能是坏的变化，如离婚、待业。这两种变化日久都会使人紧张，紧张的程度常与生活变化的大小成比例。

当今世界是一个竞争激烈、快节奏、高效率的社会，这就不可避免地给人带来许多紧张和压力。精神紧张一般分为弱的、适度的和加强的三种。过度的精神紧张，不利于问题的解决。人若长期、反复地处于超生理强度的紧张状态中，就容易急躁、激动、恼怒，严重者会导致大脑神经功能紊乱，有害于身体健康。但是，并不是所有的紧张都是有害的。弱度的和适度的精神紧张反而会有利于健康，使一个人正常地面对刺激，合理地应对压力和宣泄心理上的负担。因而，面对紧张我们不需要慌张、不需要厌烦，只要合理地掌控好、处理好紧张的情绪，紧张会成为我们成长的助力和健康的保障。

应对建议

　　适度的紧张自然会有利于健康，但如果我们过于紧张，有损于健康时，就需要采取行动，克服紧张的心理，设法把自己从紧张的情绪中解脱出来。当过度紧张时，你可以这样做来维护自己的健康：

　　第一，改变认知，坦然面对和接受自己的紧张。认识到自己的紧张是正常的，很多人在某种情境下可能比你有更紧张的情绪。不要与这种不安的情绪对抗，而是体验它、接受它。要训练自己像局外人一样观察你害怕的心理，注意不要陷入到里边去，不要让这种情绪完全控制住你："如果我感到紧张，那我确实就是紧张，但是我不能因为紧张而无所作为。"此刻，你甚至可以选择和你的紧张心理对话，问自己为什么这样紧张，自己所担心的最坏的结果可能是怎样的，这样你就做到了正视并接受这种紧张的情绪，坦然从容地应对，有条不紊地做自己该做的事情。

　　另外，紧张有时也是由于过高估计了自己的能力，给予了自己太多的压力。如果是这样，那么我们还要真实地面对自己，认清自己能力和精力的限制，放低对于自己的要求，凡事从长远和整体考虑，不过分在乎一时一地的得失，不过分在乎别人对自己的看法和评价。这样，过分的紧张情绪就会得以缓解。

　　第二，改变行为，做一些放松身心的活动。试着调整生活的节奏，劳逸结合。工作、学习时要思想集中，玩时要痛快。要保证充足的睡眠时间，适当安排一些文娱、体育活动。做到张弛有度，劳逸结合。

　　具体做法如下：

　　（1）去旅游，或者是选择一个空气清新、安静、光线柔和、不受打扰、可以活动自如的地方，选一个感觉比较舒适的姿势，或站、或坐、或躺下。

　　（2）放松，活动一下身体的一些大关节和肌肉，做的时候速度要均匀缓慢，动作不需要有一定的程式，只要感到关节放开，肌肉松弛就行了。

　　（3）深呼吸，慢慢吸气，然后慢慢呼出，每当呼出的时候在心中默念"放松"。

　　（4）将注意力集中到一些日常物品上。例如，看着一朵花、一束烛光或任何一件柔和美好的东西，细心观察它的细微之处。点燃一些香料，微微感受它散发的芳香。

（5）冥想，闭上眼睛，着意去想象一些恬静美好的景物，如蓝色的海水、金黄色的沙滩、朵朵白云、高山流水等。

（6）做一些与当前具体事项无关的、自己又比较喜爱的活动，如游泳、洗热水澡、逛街购物、听音乐、看电视等，这也是很好的缓解紧张的方式。

心灵寄语

心动不如行动，还等什么呢，让我们现在就一起行动起来，缓解紧张、拥抱健康吧！

赶走焦虑

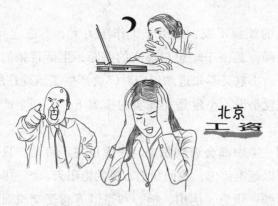

波普尔曾说过:"焦虑是堵塞一个人的心志、损害一个人的健康、进攻心灵和身体的多面杀手。面对这个多面杀手,我们应该打起十二万分的注意,把它赶出我们的生活。"

小赵来自于一个小山城,高考改变了她的命运。考上了重点大学的她,离开了大山,来到了梦中想过无数次的北京。由于成绩优异,表现突出,小赵大学毕业后直接进入了现在的公司做办公文员。当最初工作的喜悦褪去之后,各种麻烦接踵而来。首先,小赵发现工作并没有想象的那么简单,要经常加班,还有很重的工作任务,还要经常出差、开会,这些都令她很不适应。自从上次开会主管在会上指出她的问题后,小赵就很怕开会,平时和同事说话也小心翼翼,生怕被拒绝和指责。马上就要开月末的总结会,她很恐惧。其次,是生活也并没有想得那么轻松。3000多的工资在故乡不算低,但在北京就是杯水车薪。除去房租、生活费和日常交际开支,她发现自己已经捉襟见肘,没有剩余了,甚至有时都不够花,更不用说是攒钱给父母了。一想到过年时要回家,却没有钱给父母和亲朋,就更加焦虑、烦躁。

> 总之，小赵最近几天感觉很煎熬，一点都不好过。整日的心慌、坐立不安，吃不好也睡不好，对什么也没兴趣。总感觉憋得慌，好像有一块大石头压着自己，总感觉喘不上气。

心理分析

小赵工作上的烦躁不安，是由于工作压力大、不适应和担心受指责；生活中的焦虑烦躁，是由于理想与现实的差距，生活带来的压力。这两方面叠加在一起，而小赵又不知道如何应对，就产生了她现在的感觉：心慌、坐立不安等。也就是说，小赵是在现实的压力下，心理上产生了不适，陷入了焦虑的泥潭。

其实，我们一生中都会遇到焦虑，焦虑也并不可怕。只要我们能合理地应对它，就可以赶走焦虑，找回我们心灵的艳阳天。

焦虑是由紧张、焦急、忧虑、担心和恐惧等感受交织而成的一种复杂的情绪反应。是人们遇到某些事情（如挑战、困难或危险）时出现的一种正常的情绪反应。焦虑通常情况下与精神打击以及即将来临的、可能造成的威胁或危险相联系，主观表现出感到紧张、不愉快，甚至痛苦以至于难以自制，严重时会伴有植物性神经系统功能的变化或失调。

在这里要和你区分一下焦虑和焦虑症。焦虑是人的一种常见的心理情绪，而焦虑症则是一种心理疾病。焦虑是人们遇到某些事情（如挑战、困难或危险）时出现的一种正常的情绪反应。焦虑症又称焦虑性神经症，以广泛性焦虑症（慢性焦虑症）和发作性惊恐状态（急性焦虑症）为主要临床表现，常伴有头晕、胸闷、心悸、呼吸困难、口干、尿频、尿急、出汗、震颤和运动性不安等症状，其焦虑并非由实际威胁所引起，其紧张、惊恐程度与现实情况很不相称。

应对建议

如果焦虑影响了我们的生活，我们就要想办法摆脱它。赶走焦虑你可以这样做：

1. 改变认知态度，换个角度看问题

（1）认识到适度的紧张和压力是对人有益的。生活如果太松弛懈怠，会令人缺乏生活的意义，无精打采。这样会削弱人体的抗病能力和适应环境的能力，促使机体衰老。面对生活中的压力，与其抱怨逃避，不如鼓励自己积极地面对。

（2）对应激事件做出恰当的评价。恰当的评价就是对应激源的意义以及可能存在的威胁性做出客观、全面的评价，避免从主观上过分夸大，以至于造成过分的焦虑、恐惧等情绪体验。工作压力、生活负担、人际关系等固然烦扰着我们，但我们不必对自己遇到的不顺、挫折看得过分严重。有时想得过于复杂和悲观，反而会使我们做出错误的决定。

2. 应用妙招，赶走焦虑

（1）说出或者写出自己的担忧。可以找自己信任的好友或心理咨询师倾诉自己的心情，这可以使你感觉自己并非孤立无援。如果不想把心情与别人倾诉，不妨把它们写下来，就像写日记那样。通过这样一个自我对话的过程，你可以冷静地梳理和分析一下自己的问题，整理一下自己的情绪。

（2）寻找适合自己的放松方式。不要把每天的工作排得太满，一定要留出休息和放松的时间。身体过分的疲劳也会导致不良的情绪体验。越是紧张、压力大，越要注意休息和放松。具体的方法可以根据自身的情况和爱好进行选择。

（3）当受挫情绪严重、极度焦虑时，可以多回顾一下近年来自己取得的成绩，给予自己一定的肯定和自信。人常常会因为一个挫折或者不顺，完全地否定自己，陷入灰色的世界。这时我们要提醒自己要自信，虽然有挫折，但也有很多收获。

（4）试着去寻找生活中的闪光点，并与身边的人分享。这个闪光点可以是一件让自己愉快的事物，也可以是让自己感动的事物等。它不一定很大，既可以是自己获得表扬、晋升，也可以仅仅是破土而出的一棵小草带来的感动。

（5）很多时候焦虑还与我们做事无计划有关。所以，焦虑时，我们不妨拿张纸列出一张让我们焦虑的事物的清单。然后，看看哪些是能做的，哪些是不能改变的，把那些能做的再按轻重缓急排个序，依次照办。当明确自己焦虑什么，并采取行动时，焦虑通常就已经悄悄溜走了。

心灵寄语

焦虑并不可怕，可怕的是我们在焦虑中沉沦，无法自拔。

疏导压抑

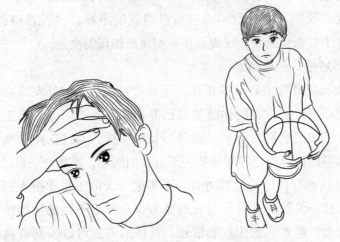

因为害怕别人说我们啰唆，我们便把内心的不愉快憋在心里；因为害怕别人说我们多心，我们就把内心的想法都自己消化；因为害怕别人会把我们的事情宣扬出去，所以我们不愿意与别人分享自己的心事。因此，我们的内心承载了太多的东西，心情也越来越沉重。

> 小张是一个什么事都喜欢憋在心里，不愿意与别人倾诉的男生。朋友说他习惯什么事都自己扛，老师说他喜欢想太多，他也不知道自己出了什么问题，但总觉得自己习惯一个人但又害怕一个人，因为觉得孤独。他总认为自己是孤单的，没人理解自己，从而更加将自己隐藏起来，隐藏起自己的失落、寂寞与悲伤，这又反过来更加重了他的孤独感和不快乐、不开心的感觉。在老师和同学们的眼中他是一个让人琢磨不透的人，好像没有喜怒哀乐的感受，总给人一种冷冷的感觉，又好像一个不愿意让大家看到的"空气人"。这样的状况，小张自己不满意，老师和同学们也觉得怪怪的。刚开始的时候小张还认为只要自己学习成绩好就可以了，但是最近一段时间以来，他越来越觉得自己在学业上力不从心。

心理分析

本文中的男生小张喜欢压抑自己的真实感受，不愿意与人分享自己的感受，喜欢将事情放在自己的心中。此外，他还不愿意疏导自己的不良情绪。这种压抑自己真实情绪与想法的行为影响了小张在同学和老师心中的形象，影响了他的人际交往，也影响了他的学习成绩。

紧张的生活节奏、激烈的工作竞争让我们的心情越来越沉重，情绪越来越压抑。不仅如此，好像我们也不像以前那样可以有更多的时间向身边的朋友倾诉一下，因为每个人都有自己要做的事情。因此，学会自我调节就更有必要了。压抑情绪是指人在遇到挫折和打击时，产生的消极情绪没有及时地释放和宣泄，反而把它深深埋在心里。当负面情绪积累过多时，就容易产生沉重的压抑感。研究表明，压抑情绪对人的身心健康有非常大的负面影响，例如，生闷气并常常带气吃饭就容易患胃癌；长期处于失望、自卑中的女性则很可能会患宫颈癌；常常强忍怒火则容易患乳腺癌；情绪压抑不得释放的人容易患肺癌。我们不可能只遇到顺心的事，也不可能只产生积极的正面情绪（如高兴，喜悦等），我们每个人都会遇到一些不顺心的事，时常会有不开心、愤怒、伤心等负面情绪。换句话说，负性情绪在所难免，但不能让这些负性情绪积少成多累积起来，应该尽快调整心态和情绪，采取积极的行动来拂去心头的尘土，让心情永远新鲜快乐。

应对建议

1. 放下手头的工作，合理休息

有时候压抑产生于长时间从事一项工作或事情，得不到合理的休息。长时间繁重的工作不仅让身体逐渐吃不消，也让心里承担着巨大的压力。所以当工作无法继续进行时，想一下是不是太久没有休息了，思维已经僵化。要果断地走出去，呼吸一下新鲜的空气或者休息一段时间。

2. 向信任的人倾诉

很多情绪压抑的人不愿意向别人倾诉自己真实的想法，可能是不愿意将自己的真实想法告诉别人；也可能是觉得别人不可能真的了解自己的想法说了也白说；还有可能（特别是男性）是认为自己的事情自己解决，不应该麻烦别人。其实，每个人遇到的事情别人也很有可能遇到过，在我们自己认为看起来很重大的问题可能别人会有相应的处理经验，他会给我们一些有效的意见或建议。此外，即使别人不能提供好的意见或建议，当我们把心中的想法说出来时，心中也会敞亮许多，有时候我们只是想倾诉一下而已。

3. 适当的体育锻炼

体育锻炼能让人在无形中疏解压力。同时，我们也可以走进大自然，让大自然的魅力和纯洁来净化自己的心灵。不仅如此，正如我们熟知的那样，体育锻炼还可以强身健体，增加身体抵抗力。

4. 适当哭泣，有益健康

痛苦本身作为纯真的感情爆发，是人的一种保护性反应，是释放积聚能量用于排出体内毒素、调整机体平衡的一种方式，好比河水暴涨，水库即将决堤，打开泄洪道，便可避免一场灭顶之灾。科学家发现，哭泣时流下的眼泪能清除人体内的过多激素，而正是这些激素让我们产生了烦恼。当我们哭泣的时候，我们承认遇到困难并请求他人帮助我们恢复我们的权利，通常人们哭泣之后，情绪在强度上会降低许多。相反，有些沮丧的人从不哭泣。专家认为，强忍着眼泪就等于"自杀"。因此，当我们认为有必要哭一下时，可以看一看比较感人的电影，听一些比较感人的歌曲，让眼泪自然地流淌。

不过，哭泣不宜超过 15 分钟。压抑的心情得到发泄、缓解后就不能再哭泣，否则对身体反而有害。

心灵寄语

疏导出心中的压抑，我们的心就可以飞得更高。

悲痛时就哭出来

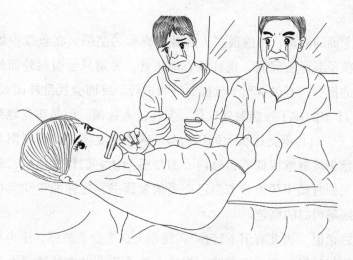

当我们悲伤流泪的时候，总有一些关心我们的人在旁边说："坚强点，别哭"，于是我们就抑制住了泪水，可是我们内心的悲痛也被压制住了，于是这些关心我们的人，好心却办了坏事。

在汶川地震重灾区的映秀小学，有个小学生叫张春梅，地震发生时她11岁。在救援队到达的时候，一句"叔叔，快救救我"让战士发现了废墟下的春梅。那时她被四块厚厚的水泥板压住了腿，救援战士曾一度试想先截肢以让春梅早点出来。但为了尽量给春梅一个完整的身体，武警战士整整花去了68个小时，终于挪开了千斤巨石。但惊奇的是，在整个过程中，春梅从头至尾也没有哭过、叫过。从废墟出来的那一瞬间，春梅的爸爸妈妈抱着她痛哭，反而春梅却异常冷静地拍拍爸妈的肩膀说："不要哭，我看到你们就好了。"可惜的是，由于感染太严重，春梅被送往医院之后，双腿仍然没有保留住，被地震永远地夺走了。坚强的春梅为了不让爸爸妈妈担心，一直没有让自己流泪，

> 尤其是换药的时候，钻心的疼痛让春梅无法忍受，但她却拿起了枕头旁最爱看的书狠狠地咬着，一次、两次……一本厚厚的童话书被春梅咬出了满满的牙齿印。

心理分析

读完上面的故事，相信很多人会赞扬春梅的坚强，在救援中她没有像一些平常孩子那样会哭闹，也许她心中想着，哭闹只会引起外面的救援人员及家长的担心，不仅不利于救援的顺利进行，反而会扰乱外面人员的心，作为一个11岁的孩子她能做到这样，实在让人钦佩。但是毕竟她只是一个11岁的孩子，内心承受这么大的压力与痛苦终究是不好的。特别是在后续的治疗中她仍然刻意压抑着自己内心的情感不让它们释放出来，而是在痛苦或是想哭的时候用牙齿咬着自己心爱的童话书，这样的举动实在不利于释放压抑缓解内心的痛苦。

有句古话说"男儿有泪不轻弹"，在今天这个竞争激烈、压力与日俱增的社会，不仅是男儿有泪不轻弹，就连女孩子从小也被教导"女子有泪也不轻弹"。因此，哭对于当代人来说是脆弱的表现，不能当着别人的面痛哭流涕。

但是，科学研究表明，哭对缓解人的压力与痛苦有很大的帮助。首先，眼泪对身体有很大的益处，强烈的情绪刺激能使眼泪中含有对人体有害的毒素，眼泪流出来有利于排出这些毒素。另外，流眼泪、哭一哭也是呼吸系统、循环系统、神经系统的不寻常运动，这种运动也使情绪和肌肉放松，从而使人轻松。

可以说，无论是悲伤垂泪，还是喜极而泣，流眼泪其实是一件对身体有好处的事情。如果你遇到了无法解决的难题，不要太过于难为自己，实在承受不了的时候就大哭一场吧，只要不太丢人也别吓到别人就行。

应对建议

1. 男人哭吧哭吧不是罪

刘德华的一首《男人哭吧哭吧不是罪》给了男士们一个很好的可以流泪的借口，其实不需要以这首歌为由，男性也是可以哭泣的。大家都说

"男儿有泪不轻弹"却忘记了后面还有一句"只是未到伤心处",所以对于男性来说,适当的哭泣不是不丈夫的表现,反而会给人留下真性情的印象。或者说,如果觉得当着别人的面哭泣确实有损男儿的阳刚之气,那可以找个无人的地方痛痛快快地哭一场。对于男性来说掉眼泪都不是罪过了,那么女性在悲痛的时候也可以痛痛快快地哭一场了。

2. 看看悲情电影

以前听一个朋友提起过当她觉得难过想哭的时候,就会去看一些比较悲伤的电影,如《唐山大地震》之类的,让自己痛痛快快地哭一场,哭出来了,压抑的心情也会一扫而光。其实,不仅仅是悲伤的电影,其他有类似性质的散文、小说等都能起到相同的效果。所以当我们压抑、痛苦的时候,准备一卷纸巾,打开电脑尽情地流泪发泄吧。

3. 哭泣也要注意场合

同其他事情一样,哭泣也要注意场合,如果我们在不恰当的场合哭得"梨花带雨"的,不仅不能得到别人的怜悯,反而会招来别人的厌烦。就像上面故事中的小春梅一样,她知道在那种紧张的救援场面不能哭泣扰乱救援人员的心绪,所以就不哭。我们也要分清场合才能尽情哭泣。

4. 不能哭太长的时间

正常情况下,哭泣不能超过15分钟,有时候哭的太久会有损注意力和记忆力,甚至还会降低免疫力,所以,"见好就收",当压抑的心情得到发泄,痛苦的情绪得到缓解就不能再哭了,否则得不偿失。有些人,不是不哭,而是经常性地哭个没完,是个名副其实的"爱哭鬼",这种情况就要认真找找自身的原因了,毕竟物极必反,过犹不及。

5. 哭,不是目的,解决问题才是最终的目标

相信每个人都不会无缘无故地压抑、痛苦、想哭泣的,肯定是有相关的原因的,所以找到问题的症结所在,找出解决问题的办法才是最好的解决方式。哭,不能解决问题,哭完之后,冷静下来分析问题、解决问题才是最终的解决之道。

心灵寄语 ▶

不论男人、女人,哭吧,哭吧,不是罪!

化解愤怒

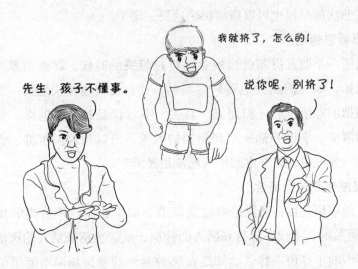

愤怒是魔鬼，愤怒可以摧毁一切。愤怒会驱使我们做出很多后悔不及的事，伤害很多我们原本不想伤害的人。就像《武林外传》里郭芙蓉所说的那样："世界如此美丽，我却如此暴躁，不应该，不应该。"我们要学会化解愤怒。

> 暑假马上就要过去了，程刚和妈妈一起骑车上街买书包。天很热，程刚想买完书包马上回家休息。到十字路口时正好赶上红灯，程刚和妈妈停了下来。在等灯的时候，程刚的车子不小心碰了前面的中年人。中年人不满地看了一眼程刚说："你挤什么啊，一会儿变灯了你不想走也得走。"这话就好像在程刚燥热的心情上浇的一桶油，他暴躁的脾气上来了，愤愤地对中年人说："你说我挤什么，我就挤你了，你想怎么样？你管得着吗？"妈妈急忙拉住怒气冲冲的程刚，并向中年人道歉。

> 程刚一生下来就比其他的孩子暴躁易怒,稍不顺心就哭闹不停。从小到大,他的要求一定要得到满足,否则就会没完没了地发脾气。随着年龄的增长,不但没有改变他执拗、性急、一触即发的火爆脾气,反而变得更加易怒和不讲理。

心理分析

愤怒是内心矛盾冲突的表现,是带负性的"精神反应能"。有时候,这种"反应能"会随着时间的推移而消失,更多的时候却郁积在心中。有的人容易激怒,一触即发;有的人永远一副受气包的模样,实际上是把愤怒压在心底;有的人在这里受了气,却到别处发泄;有的人明明是自己错了,却先向别人发火,转嫁责任等。

愤怒是一种极度的不满情绪。当人的愿望不能实现,被误解、被侵犯、行为受到限制时便会产生愤怒的情绪,如工作或学习的失败、受骗、权利被侵犯、恋爱受挫、疾病缠身、秘密被他人发现、劳累过度等都会在一定的心理条件下产生愤怒,而当一个人受到戏弄、打击、污辱时,更会怒火冲天。愤怒在特殊情况下有积极的意义,如面临仇敌的激愤、对违法犯罪者的义愤等,会给人以力量和勇气。但在多数场合下,愤怒有很大的消极作用,发怒时容易诱发胃溃疡、高血压、冠心病、肝病、脑出血、神经衰弱等症状,盛怒之下人会昏倒,甚至猝死。发怒时,有人还会打架拼命,或毁坏财物。正如西方一位哲学家所说:"愤怒以愚蠢开始,以后悔告终。"

应对建议

化解愤怒,对于每一个人都有极其重要的意义。想要化解愤怒,你可以这样做:

1. 躲避与转移刺激

愤怒具有爆发性的特点,若能在感到愤怒即将爆发之时,就能主动远离刺激源并尽量躲开或暂时回避,常常可避免矛盾激化。因此,在我们感到愤怒即将来临之际,可以尝试用下述方法来控制愤怒:

（1）主动回避法。如果我们与同学、朋友、父母或老师刚刚发生了激烈的争吵，最好先暂时回避他（她），这样就可以做到眼不见，心不烦，怒气自消。

（2）转移刺激法。如果我们生气时，始终想着让我们生气的事情，那么最后的结果只能是越想越生气，越想越愤怒。相反，如果我们能有意识地通过其他途径或者方式来转移自己的思想，例如听听音乐、唱唱歌、看看报纸或杂志、逗逗孩子玩等转移刺激的方法，将有助于我们积极地接受另一种刺激，从而可以转移大脑兴奋点，让愤怒情绪在不知不觉中烟消云散。

2. 释放与控制怒气

当怒气已经产生并存在于我们心中时，设法释放与宣泄怒气往往是比一味地压制怒气更为有效的解决方式：

（1）主动释放法。平时与人相处不可能不产生意见、隔阂，当因此而心存怒气时，不妨把脑中的不平、不满、愤怒或意见向认为适合的人坦率地全盘托出，把话说清楚，既可泄怒，又可通过批评与自我批评增强相互的团结。另外，当自己不生气时，试着去和经常受你气的人谈谈，彼此听听对方最容易发怒的事，想一个沟通感情的方式，不要生气。也许约定写张纸条，或缓和情绪的散步，这样我们便不必继续用毫无意义的怒气来彼此虐待。

（2）宣泄法。古罗马人手里总是拿着特别的樽（古代饮器），遇到气愤时能随时把它打碎。聪明的日本人在事务所里放个上司的泥塑，供下属下班后敲打发泄，如果没有多余的餐具，也没有泥塑，那么也可以通过其他途径（如击打沙袋）出气。使用此法务必注意不可伤及他人。

3. 沉默与微笑

如果怒气产生了，那么就要制怒，把它控制在一定的范围内。沉默是对付愤怒的好方法。当我们意识到自己的怒火已经起来时，尽量强迫自己不要讲话，采取静默的方式，这样会有助于我们冷静思考。

另外一个应对已经产生的怒气的有效方法是微笑。当我们被愤怒控制，处于激动之中，会做出许多傻事。遇到这种情况，要神态清醒。即使是装，也要微笑。如果说，愤怒引来愤怒，那么，微笑回报微笑。所以，当我们怒火中烧的时候，设法微笑，即便最初非常勉强，没关系，继续微笑，我们会有意想不到的收获。

4. 深呼吸法

试一试那些能聚精会神的动作，例如，咬紧嘴唇，舌头缓慢沿上腭做5~6次切线移动；然后默默数到10；再做几个深呼吸。反复几次，也能摆脱愤怒。

心灵寄语

要以美丽的心情活在美丽的世界之中，让愤怒见鬼去吧！

走出抑郁

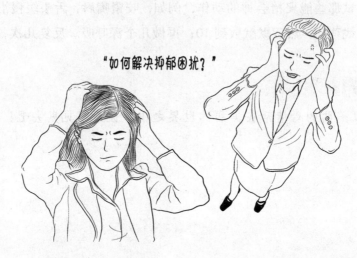

佛曰:"苦海无边,回头是岸。"抑郁中的我们只看到眼前无边的苦海,越陷越深,感觉一切了无希望。却从不知道,岸就在自己身后,只要回头就可得救。请抑郁中的你,换个角度看看身边的事物,事情并没有想象的那么糟,希望处处都在。

> 李某是一名27岁的公务员。她是家中的独生女,父母对她寄予了很大的期望,她也希望自己能有所成就回报父母。因此,她从小就勤奋好学,一直成绩优异。但一心读书使她缺少了和同龄人的交流,不知道如何与他人接触,也从来没有过朋友。随着不断成长,她感到越来越孤单,越来越寂寞。而且,公务员的工作并没有想象的那么如意,工资较低,有时也很忙碌,自己无法接济父母,感觉很自责。
>
> 另一方面,她总是独来独往,想与其他人交往,却不知道如何做。四年前,她和同事介绍的人结了婚,但两个人的感情基础不好,常常吵架。最近,她总有一种难以言表的苦闷和忧郁感,总感觉前途渺茫,一切都不如意,总想哭却哭不出来。过去喜欢旅游、看电影,但现在却

感到索然无味，对什么都没兴趣。工作上得过且过，能拖就拖。她知道这样对自己很不好，但感觉无法解脱，最近开始睡不好觉、胃口欠佳，想法也很悲观，觉得活着没意思、死又不值得。

心理分析

无论是李某的身体问题（如睡眠障碍、胃口欠佳），还是她的心理问题（如苦闷、忧郁、兴趣索然），实际上都是抑郁在作怪。理想与现实之间的差距、不能给父母想要的生活的自责、人际关系中的无奈和孤单、婚姻生活的不幸福、事业工作上的不如意，种种不顺与压力在同一时间袭来，让她无处躲藏。这一切已经远远超出了她的承受能力，所以李某开始苦闷、忧郁了，相应的身体也伴随着心理产生了种种的不舒服感。其实，一切并不都是那么糟糕、那么灰暗。只要李某看待事物的心态能积极点，生活就会变得不同。

抑郁是人们常有的情绪困扰，是一种感到无力应付外界压力而产生的消极情绪，常常伴有厌恶、痛苦、羞愧、自卑等情绪。较长时间的抑郁会让人悲观失望、心智丧失、精力衰竭、运动缓慢，被称作"心灵流感"。

人在不同时期，拥有不同的心态。每个人都可能或轻或重地陷入抑郁，只不过是出现的时间不同而已。抑郁是一种复杂的情绪，是痛苦、愤怒、焦虑、悲哀、自责、羞愧、冷漠等情绪复合的结果。它是一种广泛的负性情绪，又是一种特殊的正常情绪。抑郁超过了正常界限就畸变为抑郁症，成了一种病态心理，需要专业的治疗和帮助。而抑郁是可以痊愈的，但是由于每个人的心理素质不同、遇到的事件不同，所以抑郁的时间长短、抑郁的程度会有所区别。

应对建议

面对困难和问题时，无论我们是逃避，还是过分执着，都可能出现两种情况。第一种情况是：一切并不像我们想象的那么糟糕，并非无法挽回。只要我们积极地去面对，一切就都能迎刃而解。另一种情况是：一切早已经超出了我们的控制范围，我们已经无能为力。对于这种情况，我们一定要乐观。哲学家威廉·詹姆士曾说过："要乐于承认事情就是这样的情况。

能够接受发生的事实,就是能克服随之而来的任何不幸的第一步。"

通常来说,人们不敢正视抑郁的主要原因是缺乏对它的了解,把抑郁状态、抑郁性神经症和精神性抑郁症混淆起来,听到抑郁就和严重的精神病联系起来,不敢承认,也不敢寻求帮助。其实,我们平时最常见的是抑郁状态。

当你觉察到抑郁的思想侵入你的心中时,除了寻求药物治疗和心理医生的帮助外,你还可以采取一些方法来进行自我调适:用希望代替失望,用乐观代替悲观,用镇定代替不安,用愉快代替抑郁。

具体的方法如下所述:

(1)走出屋子,呼吸新鲜的空气。整日待在家里看电视或者胡思乱想,肯定会使人沮丧、消沉。不如走出屋子,呼吸一下外面的新鲜空气,爬爬山、散散步、逛逛街、买买菜……具体做什么并不重要,重要的是做一些有活力又不枯燥的事情。

(2)宣泄情绪,找人倾诉。把抑郁这种负性的情绪宣泄出去,有时会起到很好的效果。你可以把自己的感受说给亲人或者朋友听,在说完之后,有时就会感觉轻松很多。另外,你还可以选择做运动、打沙袋、写日记等健康的宣泄方式来排解自己的负性情绪。

(3)每天至少做三件事情,并且把它们做好。这些事不需要很大,可以很简单、很小,比如说看报纸、写报告、交电费等。重要的不是在于这些事情,而是在于我们知道自己也可以把事情办好。这等于是对我们自己的肯定,这样可以使我们振作精神,感受快乐。

(4)最重要的还是要时刻保持乐观的心态,积极地看待生命中的事物。就好像半杯水,我们不必要纠结于它少掉的那些,只要看到我们还拥有的这一半就足以。你对生活笑,生活也会对你笑,积极开心地过每一天吧!

当然,以上只是对抑郁情绪的人提的建议,如果你的情况比较严重(如早醒、昼重夜轻、体重减轻、有自杀倾向等),并持续半年以上,建议去专业的心理医院,或者找专业的心理咨询师了解情况,这样对于缓解你的状况会更有益。

心灵寄语

阳光总在风雨后,乌云后有晴空,走出抑郁,拥抱希望。

战胜恐惧

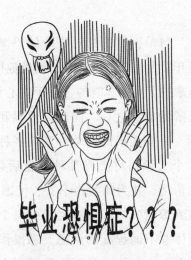

面对未来的不确定,我们会恐惧;面对自己不曾熟悉的事物,我们会恐惧;面对自己不能胜任的任务,我们会恐惧;面对我们不能掌控的局面,我们会恐惧。恐惧可以提醒不要骄傲、自大,但是过度恐惧却阻碍了我们前进的步伐。

> 小兰是珠海某大学的本科毕业生,目前她已经顺利地在当地找到了工作,如无意外情况,下个月就可以开始上班。但这些天,她的情绪却一直很低落,"心里闷得慌,每天晚上都失眠,很想换一种生活方式,却又迟迟不敢迈出第一步。"小兰说,现在这个社会,处处都讲究人情世故,无论是在工作中还是在生活中,人际关系都相当复杂,让她感到无所适从。一想到马上要跟学生时代说再见了,她突然很留恋,好像还没准备好进入所谓的"社会"。
> 对于未来,小兰还有更深层次的担忧。她坦言,工作虽然找到了,但一个女孩子在外地孤独无依不说,而且很快就得开始租房子住了,精神压力和经济负担都会很大,让她有些莫名的恐惧。"考虑到在外地

压力太大,周围不少女同学毕业后选择回家乡工作。"小兰说,她先前也尝试过回家乡考公务员,但是没有考上,现在她很迷茫,也很无奈,不知道该怎么调节自己。

心理分析

本故事的主人公小兰目前面临的是对毕业的恐惧,虽然她已经找到了工作,但是一想到要离开学生时代踏入社会,她就觉得很恐惧,无所适从。

恐惧是人类与生俱来的、发自本能的、源于内心深处的一种情感体验。恐惧是人生命情感中难解的症结之一。面对自然界和人类社会,生命的进程从来都不是一帆风顺、平安无事的,总会遭到各种各样、意想不到的挫折、失败和痛苦。当一个人预料将会有某种不良后果产生或受到威胁时,就会产生这种不愉快的情绪,并为此紧张不安、忧虑、烦恼、担心、恐惧,程度从轻微的忧虑一直到惊慌失措。现实生活中每个人都可能经历某种困难或危险的处境,从而体验不同程度的焦虑。恐惧作为一种生命情感的痛苦体验,是一种心理折磨。人们往往并不为已经到来的或正在经历的事感到惧怕,而是对结果的预感产生恐慌。恐惧源于无知,当我们了解了恐惧的对象时,恐惧感就会减少。

应对建议

1. 拥有勇敢的思想和坚定的信心

勇敢的思想和坚定的信心是治疗恐惧的良药,所有的恐惧在某种程度上都与人的软弱感和无助感有关,因为此时人的思想意识和力量是分离的。要消除恐惧感,就要勇敢地面对引起恐惧的事物,越是不敢面对恐惧的事物,就越会对事物恐惧。拥有勇敢的思想和战胜恐惧的信心是我们战胜恐惧的第一步,也是非常必要的一步。

2. 走出自我封闭的圈子

自我封闭会导致总把焦点放在自己的身上,总会去担心未来将会发生什么样的坏事,总会想到自己各个方面的不足,担心自己没有足够的能力去面对未来。但是,当我们走出自我封闭的圈子的时候,就会发现很多不同的事物,就不会总把关注的焦点放到自己身上,也不会注意到自己有那么多的不足，也就不会产生过分的无力感了。同时，当我们走出自我封闭的圈子，接触到更多的人和事时，就会有一种见多识广的感觉，还会发现原来这样的问题并不是自己才有的，很多人都会遇到，这很正常，我们还能够集思广益解决自己的问题。

3. 不断地提高自己的实力，增加面对挫折的勇气

其实，说到底我们恐惧是因为我们怀疑自己的能力，害怕自己的能力不足以能克服将会遇到的挫折与障碍，当我们通过不断地学习提高了自己的能力、增加了面对挫折的实力与勇气时，就会发现自己不那么恐惧了。

4. 认识恐惧

在我们能战胜恐惧之前，首先要认识恐惧。人们经常容易忽略掉恐惧。当你在考虑你的公开演讲时你会不自觉地转到其他事情上吗？恐惧就像一块热烙铁，让我们躲得远远的。如果你认识不到你的恐惧，就难以达到你的目标。这种情况下，不妨找个朋友帮忙。通过交谈或是有针对性的提问，让他们注意帮忙辨别出你是因何而恐惧。找到你恐惧的根本原因，是消除恐惧的重要一步。

5. 冥想，深呼吸

当我们恐惧的时候，脑海中会出现各种各样令我们感到恐惧的场面，这个时候，越是去想就越会担心害怕。此时不妨静下心来不要去想那些令我们胆战心惊的画面，反之，去想一些令我们开心的事情，想一想雨后的森林、辽阔而平静的海面、青青的草原，或者清空大脑，让大脑呈现一片空白，与此同时做深呼吸。如此一来，就会减轻害怕恐惧的情绪，当我们反复这样做时，就会越来越熟练，一遇到类似的情况就会自然地做出相同的反应，并会取得良好的效果。

心灵寄语

与其恐惧未来，不如过好当下。

克服社交冷漠

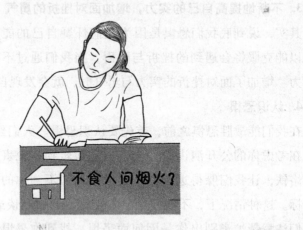

不食人间烟火?

设想一下,当你满怀温暖的笑容却换回别人一个冷冰冰的眼神和一个拒人于千里之外的姿态时,你的内心会有什么样的感受?你还会继续与这样的人相处下去吗?所以,克服社交冷漠,才能迎来良好的人际关系。

> 菲菲有一个让很多人羡慕的工作,待遇好,工作环境好。但是她却一点都不喜欢自己的工作,做的一点儿也不开心。但是她又不敢辞职,一是因为这份工作的待遇实在太好了,她舍不得;二是因为现在找工作太不容易了。她觉得同事之间勾心斗角,谁都害怕别人超过自己,人与人之间没有一点真诚和感情。虽然待遇好,但是工作量很大,加班是常有的事,她常常一踏进办公室的门就觉得心情非常沉重,怎么也轻松不起来。这种情况下,她不愿意和任何人来往,在办公室的时候就专心干自己的事情,休息的时候就一个人发发呆。慢慢地,她觉得自己有了社交冷漠心理,不再喜欢和任何人交往,如此一来,她的心情就更加沉重了。

心理分析

菲菲觉得自己有了社交冷漠心理,她自己不知道该怎么办。从故事的叙述中我们可以看到造成菲菲现在这种情况的原因有很多：工作任务太重，同事之间关系不和睦，等等，但是最主要的原因还是同事之间关系的影响。在竞争压力急剧增长的今天，和睦的同事关系是良好的缓解剂，但是菲菲没有这剂良药。她描述自己与周围的同事之间没有真诚和感情，可能真的是这样，但我们更愿意相信问题并没有她想象得那样严重。换工作的可能性不是很大，但是菲菲可以改变一下自己的心境和与同事相处的方式。

现在的人多多少少都会有一点社交冷漠。社交冷漠使我们在人群面前表现出一种表面的冷淡和没有喜怒哀乐的表情，同时也表现出一种对事情无动于衷的态度。

造成社交冷漠的原因是多种多样的。生活节奏的加快使人们无暇顾及和别人的交流，激烈的竞争压力使人们不敢与别人深交，网络的普及也减少了人们面对面交流的机会，这些都是外在的影响因素。性格内向孤僻、轻视别人、不屑和人交往，或者害怕安全感的丧失而拒绝和人交往，从而慢慢地习惯和自己的内心交流，对别人交往产生冷漠心理则是产生社交冷漠的内在因素。

如果对身边的人和事都以冷漠的心态来看待，久而久之，不但影响自己和别人的交往，而且还会危害自己的身心健康，所以，拒绝社交冷漠，我们会拥有更美好的生活。

应对建议

社交冷漠心理不但影响自己的人际交往，而且也会损害自己的身心健康，所以我们要积极主动地去克服这种心理障碍，我们可以从以下几个方面努力：

1. 找到促使自己形成社交冷漠心理的原因，然后对症下药

找到促使自己形成社交冷漠心理的原因是克服社交冷漠的第一步，也是尤为关键的一步，对症下药才能药到病除。当我们清楚了造成自己冷漠心理的原因后，就要积极主动地调试自己，把熄灭的灯火重新点燃。寻找社交冷漠的原因不是一件容易的事情。首先，我们可以经常反省自己在与人交往的过程中有哪些不足的地方；其次，我们可以请我们的家人、朋友、同事指出自己有哪些地方做得不是很好，当然让别人挑毛病的滋味可能不是很好受,但是良药苦口利于病。

2. 热情

热情是克服社交冷漠的良药,要想方设法使自己变得热情起来,对生活充满热情,寻找生活中平凡的感动和满足;对他人充满热情,主动关心他人,这样大家才喜欢与你交往,但是前提是我们的热情要在别人能够接受的范围之内。只有我们对生活、对他人充满了热情,我们才能从人际交往中获得快乐,社交冷漠也就自然而然地克服了。

3. 打开自己的心扉

真诚的人往往受到别人的欢迎,打开自己的心扉、说出自己的看法不仅使自己心里敞亮了,还可以让别人了解一个真实的你。但是,我们要注意的是,打开心扉去沟通也是需要技巧的,有效的沟通要考虑到以下几点要素:首先,我们每个人只说自己对事物的看法,因为我们每个人只代表自己,只能了解自己的想法,所以表达的只是自己的态度;其次,每个人对事物的观点都要得到尊重,每个人在表达自己观点的时候都是经过自己思考的,可能思考的程度不一样,但是我们应该尊重别人在思考中付出的努力;最后,沟通特别是涉及对别人的沟通一定要是面对面的直接沟通,不经过第三人的转达,因为第三人可能不明白或者对你的意思理解得不到位,为了避免不必要的麻烦,所以尽量直接沟通。

4. 培养广泛的兴趣、爱好

尽量把自己的业余生活安排得丰富而有趣,让自己感受到生活的美好,使自己的心从孤独、冷漠中解脱出来。

> **心灵寄语** ▶

你迈出一步,我迈出一步,我们的距离才能更近。

第三部分 性格篇

☕ 自信是通向成功的第一阶梯

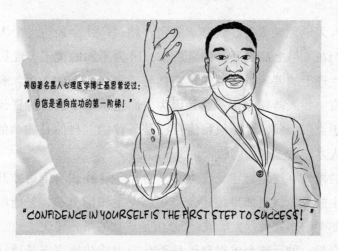

零点乐队有一首歌曲叫《相信自己》，里面有几句歌词是这样的："相信自己，你将赢得胜利，创造奇迹；相信自己，梦想在你手中，这是你的天地；相信自己，你将超越极限，超越自己；相信自己，当这一切过去，你们将是第一。"就像歌中写到的那样，当我们相信自己时，就会创造出奇迹，超越自我，走向成功。

> 有一个黑人小孩一直自卑，总感觉低人一等。一天在公园里，几个白人小孩在无拘无束地玩耍，这时一位卖氢气球的老人推着卖货车进入公园，白人孩子蜂拥而上，一人"抢"了一只，兴高采烈地追逐着、奔跑着，天空中顿时出现了许多色彩艳丽的气球，令站在一旁的这

个黑人小孩羡慕不已。等白人小孩远去了,他才怯生生地问老人:"您可以卖一个气球给我吗?我要黑色的。""当然可以,我的孩子。"老人惊诧地看了看黑人小孩回答说。

　　黑人小孩高兴地松开双手,黑色气球在微风中冉冉上升,在蓝天白云下显得格外引人注目。老人眯着眼望着气球,拍了拍黑人小孩的后脑勺:"记住,我的孩子,气球能不能上升不是因为颜色与形状,而是因为球内充满了氢气。一个人成败不因种族、出身,关键是你的心中有没有自信。"黑人小孩使劲地点了点头。这个黑人小孩就是后来美国著名的心理医学博士基恩。

心理分析

　　一个人无论他的人种、民族、肤色、相貌、社会地位、个人信仰是怎样的,他们在人格上都是平等的。后来,因为不同的境遇、经历造成了他们心理和生理上的差异,进而使他们拥有了完全不同的人生。有一些人功成名就,有一些人落魄潦倒。这是因为,命运从来不会可怜任何一个懦弱的人。要想克服懦弱,就必须相信自己是最棒的。自信是成功的阶梯,只有自信的人才能踏上成功的旅程。

　　当年的黑人小孩基恩正是在克服了自卑、寻找到自信后才开始了自己光辉的人生旅程。试想如果他还是当年那个羞怯的男孩,怎能取得今天的成功?正如美国作家爱默生所说:"自信是成功的第一秘诀。"

　　自信心是一种反映个体对自己是否有能力成功地完成某项活动的信任程度的心理特性,是一种积极、有效地表达自我价值、自我尊重、自我理解的意识特征和心理状态,也称为信心。自信心的个体差异不同程度地影响着学习、竞赛、就业、成就等多方面的个体心理和行为。

　　产生自信心,是指不断地超越自己,产生一种来源于内心深处的最强大的力量的过程。这种强大的力量一旦产生,就会产生一种很明显的毫无畏惧的感觉、一种战无不胜的感觉。产生自信心后,无论你面前的困难有多大、面对的竞争有多强,你总感到轻松、平静。当你拥有自信心之后,原本不能轻易解决的问题也能在不经意间迎刃而解,尝到成功的滋味。自信源自实力。

应对建议

自信是对自己能够达到某种目标的乐观、充分的估计。可以说，拥有自信就拥有无限机会。那么如何增强自信呢？

1. 关注自己的优点

在纸上列下十个优点，不论是哪方面（如细心、眼睛好看等），多多益善，在从事各种活动时，想想这些优点，并告诉自己有什么优点。这样有助你提升从事这些活动的自信，这叫做"自信的蔓延效应"。这一效应对提升自信效果很好。

2. 寻求替代经验

一方面，可以与自信的人多接触，"近朱者赤，近墨者黑"这一点对增强自信同样有效；另一方面，阅读名人传记，因为很多知名人士成名前的自身资质、外部环境并不好，如果多看一些这方面的材料将有助于提升自信心。

3. 自我心理暗示和微笑

不断对自己进行正面心理强化，避免对自己进行负面强化。一旦自己有所进步（不论多小）就对自己说："我能行！""我很棒！""我能做得更好！"等等，这将不断提升自己的信心。并且要学会微笑，微笑会增加幸福感，进而增强自信。

4. 做自己喜欢做的事

对自己喜欢做的事，因为比较投入，容易取得成功，继而产生成就感，这非常有利于自信心的提高。

5. 做好充分准备

从事某项活动前如果能做好充分准备，如设定恰当目标，并且在目标达成后，定更高的目标。那么，在从事这项活动时，必然较为自信，而且这有利于顺利完成活动并增强整体自信心。

6. 及时并有效地激励

当自己成功时，或者变得更自信、有进步时，应该马上给予有效地激励，以巩固自信心。

7. 对着镜子微笑

人生是积极的,给自己一个笑脸,生活就会还给你一个笑脸。不要对生活感到怜悯,也不要厌恶或者轻视自己。常常对镜子笑一笑,会让你感到更快乐、更自信。

心灵寄语

相信自己,一切皆有可能。

| 第三部分 性格篇 |

☕ 自爱是健康的最好保护伞

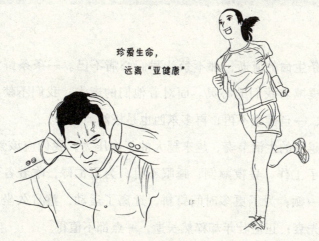

珍爱生命，
远离"亚健康"

很多人在追逐名利、追逐成功的旅途中走得太匆匆，忽略了对自己的关注。当发现身体垮掉时，追悔莫及，一切都已晚矣。时光匆匆，我们追逐的东西永无止境，请不要忘记时刻关爱我们自己。

> 2005年1月26日中午，46岁的清华大学工程物理系教授高文焕，因患胰腺癌去世。医生的诊断认为，繁重的工作压力不仅使他错过了癌症的最佳治疗时机，还使病情进一步恶化。
>
> 浙江大学数学系教授、博导何勇，因弥散性肝癌晚期于2005年8月5日与世长辞。家属与学校同事公认的死亡原因是过度劳累，年仅36岁。
>
> 郑州电视台政法频道记者刘建在自己的微博中说："我的亚健康状态很厉害！"2011年5月23日晚，28岁的他在家中突发心肌梗死离世。
>
> 福州22岁的模特艾薇微（艺名）因长期通宵工作，积劳成疾，患上急性混合细胞白血病，2011年5月14日凌晨，医治无效，就此凋零。生前，她在微博说："我只要事业！事业！工作！工作！"

> 上海一名27岁的房产中介经理在家中猝死。死者家属认为，死因与其长期工作压力较大有关。
>
> 虽然他们的职业各有不同，但他们的离去都与"过劳"、"亚健康"有关，不禁让我们扼腕痛惜。

心理分析

以上每一条生命的流逝，都不禁让我们心痛不已。一条条鲜活生命的离去，一次次震撼着我们的心灵。面对着他们的逝去，我们不禁感叹身心健康的重要性，一旦健康不再，再多东西也是枉然。

面对越来越快的生活节奏、越来越大的工作压力，我们应该爱惜自己，维护健康。为了工作，昼夜颠倒，睡眠不足；为了忙碌，吃着各色垃圾食品，饥一顿饱一顿；为了更多时间打拼，远离了运动，整日久坐……年纪轻轻，却未老先衰；正值壮年却猝然长逝，一点都不值得。

在健康问题上，除了健康和疾病两个端点之外，还有一个中间状态也比较引人关注，即亚健康状态。当亚健康状态（即诱病状态）累积到一定程度时，就转化为疾病；反之，若采取积极措施，则走向健康。

从西医上来说，亚健康还没有明确的医学指标来诊断；中医则把血虚、气虚、气血紊乱视为亚健康的病征。一般情况下，亚健康会伴随失眠、乏力、无食欲、易疲劳、心悸、抵抗力差、易激怒等症状，在特殊原因刺激下，也可能引发过劳死。出现亚健康一般与如下因素有关：

（1）饮食不合理。当机体摄入热量过多或营养贫乏时，都可导致机体失调。过量吸烟、酗酒、睡眠不足、缺少运动、情绪低落、心理障碍以及大气污染、长期接触有毒物品，也可能出现这种状态。

（2）休息不足，特别是睡眠不足。起居无规律、作息不正常已经成为常见现象。对于青少年，由于影视、网络、游戏、跳舞、打牌、麻将等娱乐，以及备考开夜车等，常打乱生活规律。成人有时候也会因为娱乐（如打牌、打麻将）、看护病人等而影响到休息。

(3) 过度紧张，压力太大。特别是白领人士，身体运动不足，体力透支。

(4) 长久的不良情绪的影响。

应对建议

面对亚健康和过劳死，我们要自爱——爱护自己的身体和心灵，为自己的健康撑起一把保护伞。

1. 我们要平心

平心是指平衡心理、平静心态和平稳情绪。保持一种平和泰然的状态，不让自己的情绪剧烈起伏，心平气和。善待压力，把压力看作是生活不可分割的一部分，学会适度减压，以保证健康、良好的心境。

2. 我们要减压

压力是身体亚健康和过劳死的一个主要原因，减压刻不容缓。不要对自己有太多、太苛刻的要求。忙碌过一段时间，要记得给自己放个假，做做自己喜欢的事，好好休息休息，缓解一下自己的紧张和压力。

3. 我们要维持健康有序的生物钟

顺应好自己的生物钟，早睡早起，调整好休息、饮食和睡眠。及时调整生活规律，劳逸结合，保证充足睡眠；适度劳逸是健康之母，人体生物钟的正常运转是健康的保证，而生物钟"错点"便是亚健康的开始。维持正常的睡眠，该吃饭时就正常吃饭，远离垃圾食品。维持一个健康的生物钟，是健康的身心所必需的。

4. 加强运动，增强免疫力

增加户外体育锻炼活动，每天保证一定的运动量；现代人热衷于都市生活，忙于事业，锻炼身体的时间越来越少。加强自我运动可以提高人体对疾病的抵抗能力。这种运动不一定是正式的高强度的运动，有时短短几分钟的活动，如随意的散步、逛街，都会起到不错的效果，一定好过什么都不做。

5. 改善不良的生活习惯

通过改变这些不良的生活习惯和生活方式,我们可以彻底切断亚健康的源头。这些不良的习惯包括饮食习惯(如挑食、吃的东西过于油腻、暴饮暴食、过度节食等)、生活习惯(如作息不规律、不注意卫生)等。改变这些不良的习惯,就可以切断我们与亚健康的纽带。

心灵寄语 ▶

为了我们的健康和幸福的生活,让我们珍爱自己。

☕ 让工作成为一件快乐的事

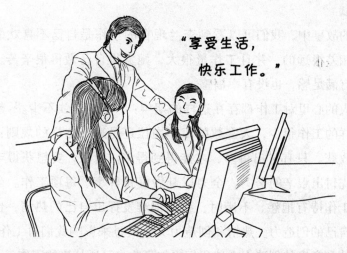

"享受生活，快乐工作。"

看到办公桌上堆积如山的任务，会想，什么时候是尽头啊；看到老板冷若冰霜的脸色，会想，替人打工就是要低头啊；看到同样的职位别人却比自己的工资高，会想，凭什么一样的工作不一样的待遇。每天带着这样的心情工作，还怎么能快乐起来呢？

> 李兰是一家外企的员工，每天的工作就是拟定合同，统计销售情况，制订市场运作方案。她的工作量非常大，每天都是第一个到办公室，最后一个离开办公室。回到家已经是筋疲力尽，就连吃饭的心思都没有了，总想抓紧时间休息，继续明天的战斗。
>
> 到了周末，她也没心情出去逛街、娱乐、游玩，只想昏天暗地的在家饱睡两天。渐渐地，她都不知道自己工作赚钱是为了什么。银行信用卡里的金额在一天天地增长，可是她眼角的皱纹也在呈几何级数的速度增长，她也没有感觉到有多大的幸福感。

> 她从小就想做一名幼儿园老师，因为她喜欢孩子，想和孩子在一起。现在的工作跟她的兴趣相差十万八千里。
>
> 最近，她总在思考一个问题：这是不是自己想要的生活呢？

心理分析

上面的故事中，我们可以看到李兰现在的工作是自己不喜欢的，与自己的兴趣相差很远的，并且工作量很大，她觉得自己做得很辛苦。没有成就感，没有满足感，也没有幸福感。

许多人的心里对工作都存在这样的期望："活少，钱不少。"然而在现实中，这样的工作很少，大多数的工作岗位还是遵守这样的规则：一分耕耘，一分收获。只有付出得多，才能得到得多。所以，要想获得丰厚的回报，必须先付出艰辛的努力，全力以赴做好每件事、每项工作。当我们对正在做的工作持有抱怨、不满时，我们很难发挥出自己的热情，也很难充分挖掘出自己的创造力。热情和创造力又会反过来影响我们对工作的态度，饱满的热情和高度的创造力会使我们更加喜欢自己所从事的工作。

我们很多人所从事的工作可能不是自己的兴趣所在，当我们没有办法更换工作时，想办法喜欢上目前的工作也许是比较好的选择。我们应该主动地去适应工作，而不是让工作来适应我们。

应对建议

让工作成为一件快乐的、有意义的事，是我们应该有的追求。

1. 用心做好每一天的工作

在我们工作的过程中，要认真地做好每一天的工作。每天晚上睡觉之前可以总结一下自己在今天的工作中取得了哪些进步，又有哪些做得不足，对于这些不足应该怎样改进，在今天的工作中有什么使自己很开心，等等。让这种总结性的回忆成为一种习惯，不仅可以使我们对自己的工作产生成就感，还可以使以后的工作做起来更有成效。

2. 改变自己对工作的态度

也许我们现在做的工作不是自己喜欢的，例如，为了父母的期望，不得不选择自己不喜欢的工作；为了缓解经济的压力，不得不从事待遇高但是工作量大的工作；认为现在做的工作很平凡，也不会有多大的前景，距离自己理想的工作还很远等。每一种工作都会有它有意义的一面，也许我们还没发现，但是这不意味着它不存在。尽量收起自己对现有工作的负面态度，从积极的角度去发现它对自己有意义的一面，因为，既然我们不能放弃它，就应该积极地去接纳它。

3. "假装"热爱自己的工作

你对现在的工作感到厌烦吗？跟自己玩一个"假装"的游戏吧，也许你会从这个游戏中得到意想不到的收获。"假装"自己目前的工作是自己喜欢的，"假装"自己目前的工作很有意义，"假装"自己对面前的工作很有兴趣，"假装"自己对目前的工作非常满意，如果这些"假装"成真时，我们会有什么样的变化呢？那么，就朝这些变化努力吧，不久之后我们很有可能会发现自己真的很热爱目前的工作了。

4. 合理地安排时间，适当地休闲放松

也许我们现在的工作量真的很大，时间真的很紧张，但是适当的休闲放松也是必要的。小的时候我们就听过一句话"磨刀不误砍柴工"。把紧张和忙碌留在工作日的工作时间，其他的时间尽享悠闲自在。平时可以多做一点自己喜欢的事情，做一些运动，看一看电影，逛一逛街，和好友聊一聊天，等等，其实有很多事可以做，总的原则就是放松自己，把自己从繁忙的工作中抽离出来。为了能在非工作的时间可以尽享自在，我们在工作的时候就要有时间概念，今日事今日毕，不拖延。

心灵寄语

当把工作当作自己的事业，而不是谋生的饭碗时，我们就能更快乐些。

凡事不必追求十全十美

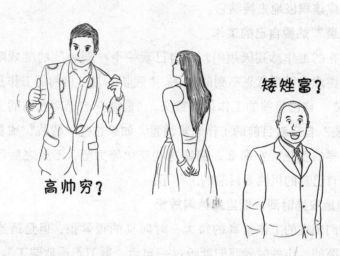

完美主义者的眼睛里容不得一点儿瑕疵，任何事情都要追求最好。这样尽善尽美的要求往往会使得他们身心俱疲。或许他们自己乐在其中，但是别人看了可能会觉得是一种吹毛求疵的表现，非常不自在。不必追求十全十美，我们也可以生活得很好。

> 吴丽大学毕业后在一家外贸公司做文员，她第一次谈恋爱还是在学校读书的时候，男朋友高大英俊、开朗活泼，并且对她十分呵护、体贴，但吴丽不允许对方有一点点过失。有一次约好看电影，但是对方迟到了5分钟，吴丽就认定对方不重视自己，而且不肯原谅对方，最终选择和男朋友分手。
>
> 第二次恋爱的男友是一名公务员，特别爱好文学。吴丽因为欣赏对方的文学才华和儒雅的外表，很快和他建立了恋爱关系。但是当对方提出结婚时，吴丽却犹豫了，因为她要求自己的伴侣不仅外表出众、才华横溢，还要有丰厚的物质基础，但是他只是一个月薪2000多元的小公务员。在她的软硬兼施下，对方只好无奈辞职，加入了南下淘金的

大军。但是他的性格根本不适合经商,一年下来不仅没有赚到钱,反而赔了很多钱。就这样,彼此的矛盾在相互埋怨和指责中越来越深,最后只好无奈地分手。

心理分析

追求完美是每个人都会有的心态,每个人都希望自己能各个方面都出类拔萃、高人一等。但是凡事都要有一个尺度,古人说:"过犹不及",如果过度追求完美,容不得自己的生活有任何瑕疵,甚至差错,就很容易变成完美主义者。在上面的案例中我们可以看到吴丽在对待男朋友的问题上就是一个过度追求完美的人。

完美主义者在日常生活中通常不愿意冒险,害怕任何微小的瑕疵会影响自己的形象;不能尝试任何新的东西,精神紧张得连任何工作都胜任不了;会因为某些事情还没完成而寝食难安;对自己有诸多苛求,毫无生活乐趣;对别人吹毛求疵;人际关系糟糕等。心理学研究证明,完美主义者追求完美的力度可能与他们获得成功的机会成反比。开始的时候,他们担心失败、辗转不安,于是妨碍了全力以赴努力去取得成功;当遭到失败的时候,他们就异常焦虑、沮丧和压抑,想尽快从失败的境遇中逃出来,忽视了要从失败中吸取教训,总结经验。完美主义者背负着如此沉重的精神包袱,如何能在事业上取得成功呢?同时,当他们把这种完美倾向用于家庭生活时,也很难会取得美满的家庭生活;当把这种完美的倾向用于人际关系时,也很难获得很高的人际关系满意度。

应对建议

过度追求完美会给我们的学习、工作、生活、人际关系带来诸多不良的影响,那么我们如何才能从追求完美的诱惑中逃脱出来呢?

1. 正确认知自我

既不要把自己的能力估计得太高,也不要过于自卑。如果事事都要求完美,这将会成为我们成功的绊脚石。正确地看清自己的长处,在自己长处的基础上培养起自尊、自豪和对工作的兴趣,不要拿自己的短处和别人的长处去比较,那样,只会给我们带来更大的挫败感。不要对自己太苛刻,不要因为想要得到周围所有人的认可而处处小心谨慎，没有人会得到所有人的认可，甚至尊重，所以，应该有点"我行我素"的气概，做事只要对得起自己的良心和努力，就不必计较别人的评价。

2. 设定短期合理目标

实际上，当你不追求完美，而只是希望表现良好时，往往会出乎意料地取得最佳成绩。寻找一件自己完全有能力做好的事情，然后把它做好，这时心情就会轻松自然，行事也会更有信心，更有创造力。你的生活也会因此而丰富多彩起来。

3. 学会放松和排解不快情绪

过分紧张和焦虑的情绪会影响一个人解决问题的能力；而生活中常常会遇到一些始料未及的事情，这些突发状况会使我们措手不及，从而带来一系列的紧张感和负性情绪，这个时候我们应该调节好自己的情绪，保持生活的规律和睡眠的充足，以饱满的精神状态面对并解决问题。学会倾诉和寻求帮助来排解不愉快，我们要善于利用周围的社会支持系统（如家人、朋友、师长等）来帮助我们共同面对困境。人人都有一颗愿意助人的心，当我们真心寻求帮助时，我们会成功的。

4. 我们要接纳"缺憾也是一种美"的观点

我们都知道断臂女神维纳斯，曾经有人想接上维纳斯的断臂，但是很快遭到了很多人的反对。人们认为，维纳斯的断臂给了人们难以准确描述的神秘气氛，留下了更多想象的空间。换句话说，断臂赋予了维纳斯残缺的美。同样，对于平凡的我们来说，有点小缺憾才是最真实的，如果十全十美了，就会给人一种不近人间烟火的难以接近的感觉。所以，就让我们接受那些无关大雅的小缺憾吧。

心灵寄语

断臂的维纳斯因为那只断臂才给世人留下了无限的想象空间。

逆境中性格决定一切

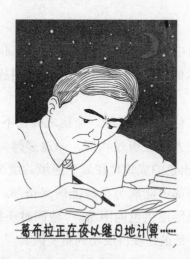
葛布拉正在夜以继日地计算……

《孟子》中写道:"天将降大任于斯人也,必先苦其心志,劳其筋骨,饿其体肤,空乏其身,行拂乱其所为。所以动心忍性,增益其所不能。"逆境虽然让我们备受困苦,但是也是我们最好的试金石。在逆境面前,只有真正的王者才能取得最后的成功。

"葛布拉"行星运行三法则的发现者约哈内·葛布拉是个早产儿,终身被疾病缠身。他的婚姻并不幸福,妻子经常和他抱怨和吵架。更可怜的是,他的主人是清道夫皇帝——一个精神病患者。他曾经叫葛布拉占卜星象,让他预言发动战争的最好时间。

为了满足偏执狂的皇帝及自己的妻子,他虚弱的身体及不良的视力愈加恶化。葛布拉常常以他坚强的毅力,通宵不眠地埋头研究,几十年如一日。时间如流水,他被淹没在像山一样高的观测及计算的纸堆里。天花夺走了他孩子的生命,鼠疫来袭,他带着家人逃避灾难,但这些都妨碍不了他的研究。

经过多年夜以继日不间断地研究和计算,他终于绘制出有1000颗星球的正确图。他发现了两个凸镜头与测量用交错点的使用方法,为发明现代天体望远镜奠定了基础。一个被种种困难苦恼着的病人，最终发现了所谓"葛布拉"的有关行星运行三法则，为新的微积分学构筑了基础。

心理分析

葛布拉是一位逆境中的成功者，他的贡献远远超过了他在这个世界所获得的个人利益。虽然他到死都为疾病、贫困所困扰，但他留给后人的却是一个无限富有的世界。

成功者并不一定具有超常的智能，命运之神也不会给予他特殊的照顾。相反，几乎所有成功的人都经历过坎坷，命途多舛。著名的心理学家贝佛时齐说得好："人们最出色的成绩是在处于逆境的情况下做出的。思想上的压力，甚至肉体上痛苦都可能成为精神上的兴奋剂。很多杰出的伟人都曾遭受过心理上的打击及形形色色的困难。"他同时还指出："忍受压力而不气馁，勇于知难而进，是最终获得成功的重要因素。"

逆境就是人生中遇到的挫折和压力，是自己在有目的的活动中，遇到无法克服或自以为无法克服的障碍或干扰，是自己的需要或动机不能得到满足而产生的心理反应。

逆境中，人们通常表现为失望、痛苦、沮丧、不安等。挫折可使意志薄弱者消极、妥协；也可使意志坚强者接受教训，在逆境中奋起。

挫折是对勇气的最大考验，是看一个人能否做到败而不馁。

每一种挫折或不利的突变，都是带着同样的或较大的有利的种子。

应对建议

1. 树立正确的挫折观

认识到挫折具有普遍存在性和两重性。"战略"上藐视它：要敢于直面挫折以及挫折带来的后果，不要被挫折所击倒；"战术"上重视它：正确分析产生挫折的原因，找出克服挫折的办法，努力去战胜挫折。

2. 提高挫折承受力

（1）进行正确归因。对造成挫折的原因进行实事求是地分析和判断。正确的分析和归因，是应付和解决挫折情境的必要前提。片面的客观归因容易导致推卸责任，片面的主观归因则容易使自己丧失自信心，都是不可取的。

（2）坦然地面对挫折，寻找积极的解决办法。有些挫折一经产生，就无法消除或短期内无法改变，那么就应学会坦然地面对挫折，一方面通过自我调节和寻求他人帮助来减轻挫折所引起的痛苦，另一方面应积极寻找应对挫折的办法，使自己走出心理挫折的阴影。

3. 创设一定的挫折情境，锻炼自己的挫折承受力

（1）有意识地容忍和接受生活中的一些挫折情境。当我们在生活中遇到某种挫折或逆境时，不要害怕，不要退缩，而是把它作为磨砺意志、锻炼坚韧不拔精神的激励机制，从而培养自己良好的意志品质，提高挫折承受力。

（2）有意识地创设一定的挫折情境。就是使自己经受一些磨难，或者自找苦吃，自寻麻烦，对自己进行意志力、耐受力的训练，培养对挫折的承受能力。

4. 学会自我心理调节

自我心理调节，是指个体在遇到挫折后自觉地对自己的心理和行为反应进行控制和调节的过程。主要过程是：

（1）正确运用心理防卫机制减轻挫折压力。挫折心理防卫机制有积极的和消极的之分，应多运用积极的心理防卫机制来化解内心冲突，克服挫折。例如，在比赛中失败了，可以用"胜败乃兵家常事"来安慰自己，从而使自己不至于太难过。失恋了，把时间、精力用于学习，通过事业的成功冲淡失恋的痛苦。

（2）通过调整抱负水平化解动机冲突。例如，当你想同时追求两个目标，但实际上是"鱼与熊掌不可兼得"时，这就要权衡利弊，分出轻重，追求更有价值的目标。

（3）通过激励机制解脱自我挫败。自我挫败是指个体追求一个目标或做某件事情之前，就设想了种种困难和障碍，感到无法克服，难以成功而放弃目标追求或做某事。自我挫败实际上是缺乏自信，因此应通过自我激励和获得社会激励来增强自己的信心，鼓起克服困难的勇气，勇敢地付诸行动。

心灵寄语

面对逆境，我们要改变过去，去除阴暗的历史，使心灵充满阳光，积极应对人生道路上的挫折，笑对人生。

正确对待偏执

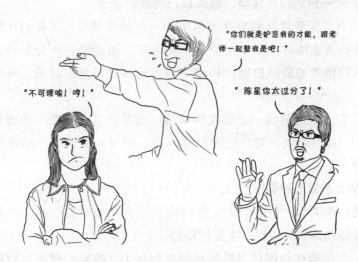

有这样一类人,他们很有主见的样子,自己下定决心的事情,别人怎么劝都改变不了,即使自己错了,也不会承认,只会找更多的借口。这样不是执着,而是偏执。

> 陈星是一位刚升入高中的男生。前半学期由于同学间相互不认识,由老师指定他暂任班长。
>
> 半学期后,由于他和同学关系不和被撤换班长之职。于是,他就疑心是某位同学在老师那里搞鬼,说他的不是,嫉妒他的才干。他认为自己受到了排挤和压制,对撤换班长一事耿耿于怀,愤愤不平。他认为同学和老师这样对待他不公平,指责他们,埋怨他们,还常为此和老师、同学发生冲突。有一次还告到校长那里,要求恢复他班长一职,否则就要上告、伺机报复。
>
> 大家都耐心细致地劝导他,他总是不听人家把话说完,就急于申辩,始终把大家对他的好言相劝理解为恶意、敌意。这样无理取闹,与同学、老师的关系日益恶化,到高中毕业时,仍无根本性变化。

心理分析

在上面的故事中,我们看到故事的主人公陈星有严重的偏执心理。自从其班长职务被撤掉之后,他就开始疑心是不是有人在和自己过不去,并且他还十分坚信自己的猜测,别人的劝告对他来说都是耳旁风。他一意孤行,我行我素,总认为自己是正确的,这不仅对他自己的学习、生活产生了不好的影响,还严重影响到了他的人际关系,不能很好地与同学、老师相处,不能很好地享受生活所带来的乐趣。如果他一直这样,不做出有效地改变,我们可以预见到,他以后的生活很有可能被自己的这种偏执心理搞得一团糟。

在现实生活中,不能正确对待别人的人,就一定不能正确对待自己。见到别人做出成绩,就认为没什么了不起,甚至千方百计地挖苦别人;见到别人不如自己,又会冷嘲热讽,打压别人来彰显自己。处处要求别人尊重自己,而自己又不尊重别人。在处理大问题上我行我素,意气用事,主观判断。像这样的人无论是在工作还是在人际交往中,总会感觉困难重重。

无论是在日常的学习还是生活中,我们都要不断地学习,丰富自己的阅历,增长自己的知识,培养辩证思维的能力,全面、灵活、完整地评价事物,冷静客观地看待问题。同时,多参加社会活动,培养勇敢、坚韧、顽强、果断、团结、互助等良好的意志品质,有效地增强自控能力。此外,还要掌握正确的、科学的思考问题的方法,不放纵、不迁就自己,说话、办事多冷静思考,三思而后行,这样才能克服"一叶障目,不见泰山"的心理。

应对建议

心理学家提出了以下几点克服偏执心理的建议。

1. 养成多读书的习惯

丰富的知识使人聪慧,使人思想开阔,不拘泥于陈规陋习。但是要知道,知识是拿来用的而不是拿来炫耀的,越是知道得多懂得多,待人处世越要谦虚。要培养宽容的态度,多用赞赏的眼光看待他人。谦虚谨慎、勤奋好学,养成虚心向他人请教的好习惯。

2. 克服自己的虚荣心

每个人都会有不同程度的虚荣心,但是,金无足赤,人无完人,允许自己有点小缺点,不用刻意去掩饰。

3. 加强自我调控

要善于控制自己的抵触情绪和无礼行为。对自己的过错要勇于承担,错了就是错了,不要顽固地坚持自己的意见和观点。

4. 养成接受新鲜事物的习惯

社会在不断地进步,每天我们都会见到许多新鲜的事物,对待新出现的事物要抱有一种宽容的态度,每件事都会有其积极合理的一面,发现好的、积极的一面并接受它。

5. 列出自己的一些偏执的想法并克服它们

例如:

(1) 我不能容忍别人一丝一毫的不忠。我们可以这样想:我又不是说一不二的君主,别人凭什么要时时刻刻忠心于我呢。别人对我忠诚,我应该感谢人家;别人对我不忠,肯定不全是人家的不好,我自己也有没做好的地方。

(2) 世上没有好人,我只相信自己。可以换个角度想想:世上有好人也有坏人,但是我相信好人的存在,我也可以相信好人。

(3) 对别人的进攻,我必须立马给予强烈反击,要让他知道我比他更强。对于这种念头我们可以用这样的想法来打消:对别人的进攻马上给予反击是自我保护的体现,但是前提是我必须很肯定地辨认自己是否受到了攻击。

(4) 我不能表现出温柔,这会给人一种不强势的感觉。我们可以把这种意识转换成:不敢面对自己真实的情感表现是一种虚弱的表现。

固执己见不等于执着。

自恋不可取

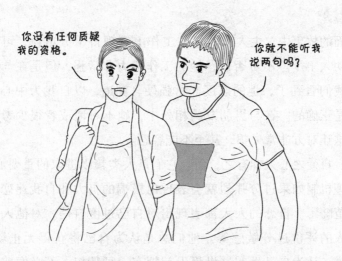

在古希腊故事中,有一个美少年叫纳西索斯(Narcissus),他有一天在河边看到了自己的倒影,立马爱上了,于是天天去河边看自己的倒影,直到有一天,溺死在河里,因此纳西索斯的名字就是"自恋"的英文单词。

> 刘春在一家外企任生产部门经理,月薪3万,是一个29岁还没嫁人的大龄姑娘。她生性豪爽,非常自信,但脾气很差,对人颐指气使,难以接受批评。也难怪,她在公司里是最年轻的一位管理干部。也是名牌大学的高材生,前几年还取得了北大的硕士学位。她算是一位女强人,但是事业的成功并没有给她带来更多的幸福。最近,她与比她小两岁的同居男友的感情亮起了红灯。
>
> 她和男朋友同居了两年,结婚的日子也定了下来,但最近在买房装修的问题上产生了矛盾,并且矛盾越来越激化。刘春什么都要按自己的意愿来做,对男朋友的意见一点也听不进去,还怪男朋友没主见、被动、窝囊。她男朋友刚开始选择忍气吞声,后来则数落刘春霸道无理、盛气凌人,双方僵持不下。

> 刘春性格暴躁，有一次还动手打人，打了男朋友一巴掌，两人的感情迅速破裂，原来定好的婚期也取消了。可是喜帖都发出去了，自己的年龄也大了，刘春不知如何是好。

心理分析

在上面的故事中，主人公刘春在工作上表现得十分出色，可以算得上是一个成功人士了。不可否认，她的工作能力非常强，但是在与男朋友的相处中，我们看到了，她的态度非常强硬、霸道，以自我为中心，事事都认为自己是正确的。在与男朋友的相处中，她不习惯或者很少考虑到对方的感受，这让对方非常失望，甚至不能容忍。

自尊、自爱之心人皆有之，而且它们是人类赖以进取的重要心理机制，但这种心理机制如果过分强烈就会表现出极端的自大和自我迷恋，这便属于自恋的范畴了。自恋的人大都表现出对自己过度自信、对他人缺乏同情心，对别人的评价过分敏感等。他们总是认为自己将获得无止境的成功、权力、名誉，认为自己生在这世界上就拥有一种特权，不必像普通人那样遵守公共规则等。他们有时还会做一些损人利己的事情。除此之外，他们还颇为关心别人对自己的评价，如果别人夸奖自己，则沾沾自喜、自鸣得意，反之，则暴跳如雷。在他们的心中有一种最基本的规则是：我好，你不好。

自恋型的人内心常藏有自卑和自责心理。他们虽然表现得自命清高、超凡脱俗，但对别人的只言片语却颇为在意，并且一旦被戳中"痛点"就会怒不可遏、暴跳如雷。他们用过度自尊、自重来构筑一堵自我防御的围墙，但实际上这堵墙并不牢固，一旦有外力作用就会有摇晃，甚至倒塌。因此，自恋的人总会表现出种种情绪困扰。

自恋者要学会放弃单一的自我标准，学会从别的角度看待问题，扩大自己的兴趣范围，把焦点从自己的身上转移到更广泛的事物之上，走出小我，走向丰富多彩的社会。

应对建议

1. 尽量避免以自我为中心

自恋型人格的最主要特征就是以自我为中心，而人生中最多以自我为中心的阶段是婴儿时期。因此要摒除自恋特征，就要先了解那些婴儿化的行为。可以把自己认为讨厌的人格特征和别人对你的批评罗列下来，看看有多少婴儿时期的行为成分。还可以请一位亲近的人作为监督者，一旦自己出现了这些以自我为中心的行为，便给予提醒和警告，督促自己及时改正。通过这些努力，自我中心观是可以慢慢去掉的。

2. 爱出者爱返，福往者福来

对于自恋型的人来说，仅仅抛弃以自我为中心的观念还是不够的，还必须学会去爱别人，唯有这样才能感受到抛弃自我中心观念是正确的。要牢记，爱出者爱返，福往者福来。想要获得别人的尊敬和爱，首先对别人付出尊敬和爱。

要做到这一点其实很简单，可以从一个简短的问候、一个温暖的微笑开始。爱可以从最简单的事情做起，当别人需要帮助的时候，我们可以尽自己的力量帮助他；当别人需要倾诉的时候，我们可以当一个忠实的听众；当别人难过的时候，我们可以陪他静静地坐一会，这些看起来很平凡的举动却可以温暖对方的心，也能缓解以自我为中心的倾向。

3. 接纳别人的缺点，善于发现别人的优点

我们要形成这样一种观念就是：金无足赤，人无完人。如果我们总是以挑剔的眼光去考量别人，那么很遗憾，我们总会看到满眼的不足。但是，当我们与人接触时，如果总用一种欣赏的、赞美的眼光去看待别人时，我们就会不时地发现一些惊喜，我们会因为这些惊喜而感到更加开心。另外，我们还要知道，我们用什么样的目光去看待别人，别人就会回报我们什么样的目光。

心灵寄语

我们有两只眼睛，请腾出一只来看看别人。

化解嫉妒的良方

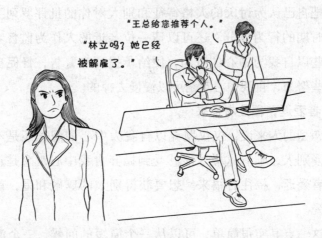

当看着身边的人比自己强,当看着别人比自己有钱,当看着路人甲、乙、丙、丁比自己成功时,有人难免会得红眼病,心中充满妒火。嫉妒是正常的,说明我们还在乎、追逐着一些事物。但我们要切记,要去化解嫉妒,不要让妒火把自己毁掉。

> 林立和李红同在一家公司上班,都是公司的办公室文员,两个人在公司中关系要好,走得很近。最近,公司要选办公室副主任。林立比李红早到公司一年,并且自己这几年的工作表现都很不错,她一直觉得这次会是自己被提升。但是,由于李红工作积极、为人随和、做事主动,而且很有创造性,最后,李红被提拔为办公室副主任。
> 林立对于李红的提拔一直耿耿于怀,满是嫉妒。她没有对李红表示祝贺,反倒与她逐渐拉开距离,并且还总是在背后对林立制造谣言。
> 一天,林立在公司门口看见公司老板和李红一起从远处走过来,心里十分不快,于是悄悄对身边的几位同事酸酸地说:"李红都快成咱们老板的小蜜了!"

> 林立的话并没有引起大家的共鸣，反倒引来大家的反感，林立感觉无地自容，很快地离开了大家。林立怎么也没有想到，在她搬弄是非的时候，李红正极力地向老总推荐林立。可惜，林立的话传到了老总的耳朵里，很快就被老总辞掉了。

心理分析

嫉妒俗称为"红眼病"、"吃醋"、"吃不到葡萄说葡萄酸"等。嫉妒就内心感受来讲，前期依次表现为由攀比到失望的压力感，中期则表现为由羞愧到屈辱的心理挫折感，后期则表现由不服、不满到怨恨、憎恨的发泄行为。嫉妒是一种比较复杂的心理，它包括焦虑、恐惧、悲哀、猜疑、羞耻、自咎、消沉、憎恶、敌意、怨恨、报复等不愉快的心理状态。别人天生的好身材、好容貌和逐日显示出来的聪明才智，可以成为嫉妒的对象；其他如荣誉、地位、成就、财产、威望等有关社会评价的各种因素，也都容易成为他们嫉妒的对象。

应对建议

化解嫉妒，你可以这样做：

1. 提高道德修养

封闭、狭隘意识使人鼠目寸光，因此，应该不断提高自身道德修养，不断地开阔自己的视野，与人为善。一个人的成功不仅要靠自身的努力，更要靠大家的帮助，嫉妒只会损人损己。

2. 客观评价自己

当嫉妒心理萌发时，能够积极主动地调整自己的意识和行为，从而控制自己的动机。这就需要客观、冷静地分析自己，找差距和问题。

3. 见强思齐

一个人不可能在任何时候都比别人强，人有所长也有所短。人固然应该喜欢自己、接受自己，但还要客观看待别人的长处，这样才能化嫉妒为竞争，才能提高自己。

4. 看到自己长处

聪明人会扬长避短，寻找和开拓有利于充分发挥自身潜能的新领域，这样在一定程度上补偿先前没能满足的欲望，缩小与嫉妒对象的差距，从而达到减弱乃至消除嫉妒心理的目的。

5. 经常将心比心

嫉妒，往往给被嫉妒者带来许多麻烦和苦恼，换位思考就会收敛自己的嫉妒言行。

6. 转移注意力

积极参与各种有益的团队集体活动，嫉妒的毒素就不会孳生、蔓延。

7. 学会自我宣泄

最好能找知心朋友、亲人痛痛快快地说个够，他们能帮助你阻止嫉妒朝着更深的程度发展。另外，可借助各种业余爱好来宣泄和疏导，如唱歌、跳舞、练书法、下棋等。

心灵寄语

嫉妒是穿肠毒药，它会蒙蔽我们的双眼，毁掉一切。

第四部分

兴 趣 篇

☕ 养花改变生活

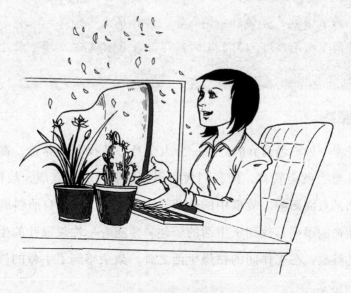

　　从培土、播种、移苗到施肥、浇水，最后到看到自己养的花越长越大，逐渐长到叶茂花开，我们的心情也会随之变化。当它开花时，我们会欣喜；当它生病泛黄时，我们会紧张；当它在悉心照顾下恢复生机时，我们会体验从未有过的快乐。渐渐地，在我们和花的世界里，生活中的烦扰和喧嚣被忘得一干二净。

> 朵朵是一名报社的编辑，作为全世界数以万计的文职人员之一，朵朵在工作日里会有至少八个小时待在自己的小格子间里，对着一台电脑和无数的文件，从早忙到晚，不停地打字写稿，直到在浑身酸疼中下班。日复一日，朵朵感觉生活没有任何的变化和波澜，每天都是前一天的重复，毫无新意。每天对着电脑，每天打着字，每天写着稿，朵朵感觉自己有点像打字的机器，还要时刻受到电脑的辐射，整日叫苦不迭。这时，来单位多年的徐姐送给了朵朵一盆刚分盆的兰花。刚开始时兰花很小，在朵朵的照料下，兰花逐渐长大，开始抽芽开花。朵朵每天早上到单位，看见自己养的兰花，心情会变得很好；工作间隙，抬头看看自己养的兰花，站起来动一动，也会感觉到轻松不少。后来，朵朵还养了防辐射的仙人掌，开花很美的仙客来，渐渐地朵朵的格子间里春色盎然，成了花的海洋。朵朵的工作生活也因为这些花而变得不再枯燥。

心理分析

养花是一种心理调节剂，当一个人全身心地投入到养花、赏花中去的时候，注意力就会转移，使我们暂时得到解脱，获得宣泄、放松的机会，减缓压力的负面影响。故事中的朵朵，工作之余，在亲自照料的植物身上看到了生命的顽强，找到了生活的乐趣。伴随着一片片绿叶的生长、一朵朵花儿的绽放，在工作间的枯燥生活之外，朵朵感到了生命的气息，获得了快乐的感觉。

人的机体同周围环境有着密切的联系，生活环境对人的身体状况和心情具有特别大的影响。花的颜色、气味会对人的身心产生影响，使大脑处于舒展、活跃、兴奋状态。绿色会让人产生希望的感觉，使眼睛得到放松；白色、蓝色可以使人感觉舒适、清爽；黄色、橙色、红色可以使人感觉热烈、兴奋和温暖。另外，养花还可以丰富和调剂人们的文化生活，增添乐趣，陶冶性情，增进健康，让人们能在优美的环境中工作和学习，使生活更加美好。

应对建议

在办公室或家里养几盆花草,不仅可以装点居室、欣赏鲜花的艳丽,还能够有效地净化室内的空气,保持空气清新自然。但如果不注意室内养花的各种禁忌,又会有碍健康,所以在开始准备养花时要了解相关的知识。

1. 居室养花"三宜"

(1) 宜养吸毒能力强的花卉。某些花卉能吸收空气中一定浓度的有毒气体,如二氧化硫、氮氧化物、氟化氢、甲醛、氯化氢等。

(2) 宜养能分泌杀菌素的花卉。有些花卉分泌出来的杀菌素能够杀死空气中的某些细菌,抑制白喉、结核、痢疾病原体和伤寒病菌的滋生,保持室内空气的清洁卫生。

(3) 宜养"互补"功能的花卉。大多数花卉白天主要进行光合作用,吸收二氧化碳,释放出氧气,夜间进行呼吸作用,吸收氧气,释放二氧化碳。仙人掌类则恰好相反,白天吸收氧气,释放二氧化碳;夜间吸收二氧化碳,释放出氧气。将有"互补"功能的花卉养于一室,既可使二者互惠互利,又可平衡室内氧气和二氧化碳的含量,保持室内空气清新。

2. 居室养花"三忌"

(1) 忌多养散发浓烈香味和刺激性气味的花卉。花的香气虽然能够让人心旷神怡,但是如果香气过浓或过杂会让人觉得不舒服,待久了可能会引起失眠。

(2) 忌摆放数量过多的花卉。夜间大多数花卉会释放二氧化碳,吸收氧气,与人"争气"。而夜间居室大多封闭,空气与外界不够流通。如果室内摆放花卉过多,会减少夜间室内氧气的浓度,如胸闷、频发噩梦等,影响夜晚睡眠的质量。

(3) 忌室内摆放有毒性的花卉。特别是家中有小孩,更要注意不要选择有毒性的花卉。所以在挑选的时候,要注意了解花的特性,避免误买有毒性的花卉。

了解了这些养花的小常识，现在就可以去花市挑选自己喜欢的花了，在你的精心照料下，看着它们茁壮成长，一定会给你的身心带来巨大的满足。

心灵寄语

宁可食无肉，不可居无花。

☕ 读书明理益智

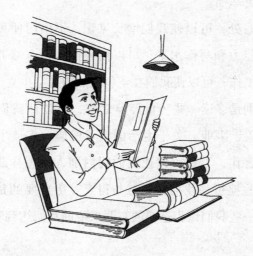

读书是一种享受生活的艺术。当你枯燥烦闷时，读书能使你心情愉悦；当你迷茫惆怅时，读书能使你心情平静，让你看清前路；当你心情愉快时，读书能让你发现身边更多美好的事物，让你更加享受生活。读书是一种最美丽的享受。

> 李先生是年近五十的工程师，工作之余，李工的最大兴趣爱好就是读书，并且读书的种类很广泛，天文地理、小说、传记都有所涉猎，每天晚饭后李工都要抽出些时间看书。几十年已形成了习惯，用李工妻子的话说："每天晚上若是不读点什么，他都不能入睡。"李工则说："读书是我的一大爱好，读书让我掌握知识、懂得道理，这个过程让我很享受，读书也带给我快乐。"

心理分析 ▶

书是知识的宝库，读书可以让人明辨是非，让人明晓事理，也可增强个人修养，益寿延年。李工的兴趣是读书，通过读书增长了知识，丰富了人生阅历，明理益智，充分享受了读书带给他的收获和快乐。李工从最开始的感兴趣到喜爱以至最后形成习惯，说明李工在读书的过程中有所收获，并体验到了乐趣。读书人是幸福人，读书会让你更自信，自信会让你更聪明，聪明会让你更幸福。

读书有很多好处：可以使我们增长见识，不出门便可知天下事；可以提高我们的阅读能力和写作水平；可以使我们变得有修养；可以使我们找到更适合自己的工作；可以使我们在竞争激烈的社会中立于不败之地。

多读书，特别是多读一些传世经典之作，可以让我们从先贤哲人那里汲取关于人生、关于事业、关于生活的宝贵经验。多读书，读一些我们认为是成功人士的著作，不仅可以让我们明白别人是怎样成功的，别人在成功路上经历了哪些挫折与坎坷，失意与得意。更重要的是，我们可以从他们的经历中借鉴一些我们认为重要的东西来帮助我们达到我们想要的高度。

应对建议

1. 选择喜欢的书籍

我们都有这样的经验：当我们喜欢做一件事情的时候，就会觉得做起来干劲十足，效果也更为显著，读书同样如此。挑选一些我们喜欢的书籍，可以是与自己的专业或工作相关的，也可以选择一些与专业无关的，但是自己感兴趣的读物，如名人的传记、经典的小说，这些作品读起来不是那么晦涩，能够吸引我们，让我们继续看下去。还有一些比较有名的杂志，如《读者》、《意林》之类的，这些杂志里面的文章短小、精悍，不会花费我们太多的时间，我们可以利用小块的时间来阅读。

2. 每天抽点时间阅读，养成阅读习惯

阅读不是一时兴起，三天打鱼、两天晒网的事情，而是要坚持才会显现成效的，所以形成良好的读书习惯，每天抽点时间，坚持阅读是很有必要的。其实每天我们可以利用的零碎时间很多，上下班的路上等公交车的时候、等人的时候、排队的时候等。特别是现在科技很发达，不仅有电子书，还有有声读物，这些可以使我们不浪费掉零碎的时间，利用这些零零散散的时间，我们很快就能读完一本书，久而久之坚持读书的好习惯就养成了。

3. 与人分享读书心得

读完书之后，我们肯定会有一些自己的想法，关于书中的故事情节、人物、作者的思想观点等。如果这些想法得不到表达、没有人倾听，我们就会觉得什么东西好像憋在心里一样，不吐不快。这个时候，把自己的心得与别人分享是一个很好的选择。当我们把自己的心得与别人沟通交流的时候，不仅可以表达出我们的观点，还可以知道别人的观点是什么样的。换个不同的角度看待同样的问题，我们就能有两种不同的收获。当然，与人交流时难免会有分歧存在，这个时候不要上火或沮丧，每个人都是不同的个体，每个人都有独立思考的权利，别人有不一样的思维是很正常的，交流的目的不是达成共识，而是得到更多的答案。

心灵寄语

书为心灵添羽翼，用心读书吧，愿你在书的晴空中自由翱翔！

徒步旅行有益健康

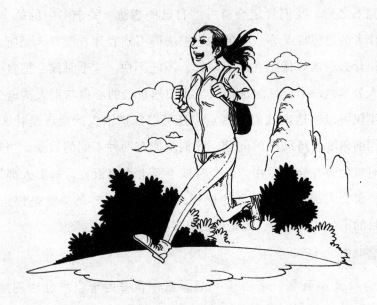

徒步旅行是一种旅游加保健的运动方式,在我们感受着大好山河、行走于青山绿水间的同时舒筋活络。在都市里待得太久,整天被繁华与嘈杂包围着,就应该尝试着走向乡村感受大自然,体味内心的静谧。

> 赵姐是工厂的技术员,自从儿子考上大学住校后,忽然觉得生活冷清了许多,丈夫每天忙于工作,自己成了家里的"闲人",今年春天经好友介绍,赵姐加入了"路在脚下"郊游群,每周六与好友一同去近郊的朱雀山风景区徒步郊游。几次下来,赵姐渐渐喜爱上了这项活动,现在赵姐很开心,感觉生活充实多了,好像又回到了从前。

心理分析 ▶

赵姐的生活变化是从儿子上大学开始的,之前赵姐把主要精力都放到孩子身上,忙做饭、洗衣,还要关注孩子的学习,每天的生活紧张而充实,自从儿子上大学后,压力小了,生活变得清闲了,开始有时间和精力发现生活,享受生活。此时赵姐及时调整自己的关注点,培养徒步郊游的兴趣,并积极实践之,促成改变。徒步郊游既可锻炼身体,又可亲近大自然,呼吸新鲜空气,调节身心,还可以通过与朋友的共同参与,增进友情,同时增加了朋友间的相互了解,可谓是一举多得。

徒步郊游的十大好处:①温和的运动:能量消耗缓慢,大约32卡/(分钟·千克)(只是成人躺下休息时热量消耗的两倍)。②接近自然:在都市待得太久,走近自然的愿望就越强烈。③拥抱健康:行走可以帮助你逐步锻炼全身肌肉,是从事其他高强度活动前的有效过渡。④缓解压力:明媚的阳光可以使我们走出心理的阴霾,行走于青山绿水间,舒筋活络的同时,心情畅快。⑤塑身:行走可以帮助全身的肌肉和肌腱得到运动,锻炼平展小腹,匀称的小腿和结实的臀部。⑥减肥:是消除多余脂肪的有效运动,还可以帮助你调节饮食习惯。⑦治疗:徒步旅行可以培养你良好的心态,并让你更多地了解自己的身体。⑧长寿:每天走上5公里,包你健康又长寿。⑨结识朋友:在旅行中,你会结识很多志同道合的好友,以此扩大自己的社交圈。⑩增长见识:旅途中,你会碰到很多新的东西,如从没见过的植物、动物、建筑等,乐趣无穷。

应对建议

如果没有相对集中的假期的话(如上班族),可以选择周末短途的郊游性质的徒步;如果有比较长的假期,可以考虑参与志同道合的朋友一起去比较喜欢的景区进行徒步旅行。比起其他形式的放松,徒步旅游受自然界的影响最大,消耗的体力也最多,所以之前要做好充分的准备。

1. 目的地和路线的制订

如果没有计划,不知道一天准备走多少路,走什么路,那跟流浪没什么区别,所以一定要事先制订好自己的目的地和线路。时间是否充裕、自身的体力情况、队友的情况等各种因素都影响着目的地和路线的制订,所以,在旅行前就要对这些因素综合考虑,从而让你在旅行中享受最大的乐趣。

2. 携带必备物品，穿上合脚的鞋子

徒步旅游应做到除必需的物品之外，可带可不带的用品一律不带，尽量精简行装，不能精简而可以合用的几个人可合带一件，以减少旅途中不必要的负担。夏天要做好防暑准备，草帽、水壶是不可少的。

徒步旅游最重要的是鞋子，在出发之前，要精心选购一双轻便舒适、大小合脚、弹性及透气性能良好、便于远行的鞋子，以旅游鞋为佳。为稳妥起见，最好能在出发前多穿几天，以发现问题及时更换。

3. 选择伙伴

对于短途的徒步郊游和相对时间比较长的徒步旅行，选择伙伴是不同的。如果是周末的徒步郊游，可以叫上三五个好友，也可以带上孩子，以比较轻松的状态投入到这种放松方式中去；如果是相对长距离徒步旅行的话，建议寻找一些有经验的伙伴，至少是三个人以上，途中可以互相帮助，互相照顾，但又最好不要人太多，否则互相干扰，行动不便。

4. 充分的心理和身体准备

对于刚刚接触徒步旅行这种方式的人来说，最好先从短途锻炼开始，逐渐增加行程，遵循循序渐进和量力而行的原则。不要一下子参与行程比较长的徒步旅行，这样会让你的身体和心理都受到一定程度的压力，对健康不利。如果是进行长途徒步旅游，出发前最好进行几次适应性训练，逐渐加大运动量，以增强耐力。行走时，用脚板着地，用力要适中，保持身体平衡。

心灵寄语

心灵与自然相结合才能产生智慧，才能产生想象力！

☕ 欣赏音乐缓解压力

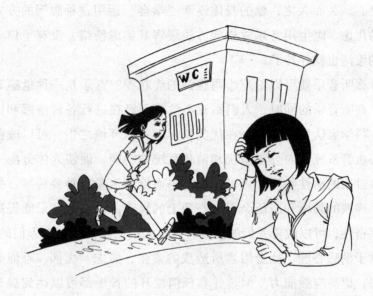

你有没有试着在心情烦躁的时候听班得瑞的《仙境》？那悠扬、空灵的旋律可以让你抛开生活中琐碎、烦躁不安的感受，仿佛置身于美丽、幽静而又不失活力的仙境去领略生命的真谛与美好。

> 18岁的小雨，从外表上看去是一个活泼开朗的女孩子。但是她有一个不愿意告诉别人的苦恼是：一到考试的时候就腹泻。这种情况最早出现在她初三的时候，由于父母的期望很高，希望她能考上当地的重点高中，所以她的压力很大，在初三一次模拟考试的时候，出现了腹泻的情况。虽然后来经过努力，她考上了重点高中，但是腹泻的情况一直没有好转，升入高中后，每逢大考、小考她必然会腹泻，同学们都戏称她的肚子比天气预报还准。还有一年就高考了，她和父母都很着急，想改变这种情况，但是去医院却查不出什么异常，后来医生建议去看心理门诊，在心理门诊经过一段时间的"听音乐"治疗，她的腹泻情况竟然慢慢地好转起来了。

心理分析

故事中小雨的考前腹泻，很可能是由于某次考前腹泻赢得了父母的关爱和学习上的宽容，于是产生了对抗焦虑的躯体获益性的腹泻反应。也就是说，每次在她腹泻的时候，就算成绩没考好，父母也会因为腹泻对其产生宽容之心。久而久之，她的身体逐渐"学会"运用这种腹泻的方式来减轻考试的焦虑。医生用音乐放松的方法缓解其焦虑情绪，没有了焦虑的情绪，她的腹泻也就好转了。

为什么听音乐就可以治疗小雨腹泻的症状呢？音乐是一种情感和情绪的艺术，在听音乐的同时，人们不知不觉就已经在进行各种情感和情绪的体验了。科学家认为，当人处在优美悦耳的音乐环境之中，可以改善神经系统、心血管系统、内分泌系统和消化系统的功能，促使人体分泌一种有利于身体健康的活性物质，可以调节体内血液的流量和神经传导。另一方面，音乐声波的频率和声压会引起心理上的反应。良性的音乐能提高大脑皮层的兴奋性，可以改善人们的情绪，激发人们的感情，振奋人们的精神。同时有助于消除心理、社会因素所造成的紧张、焦虑、忧郁、恐怖等不良心理状态，提高应激能力。但是并非任何悦耳的音乐都可以达到提升心灵的效果，音乐心理学家研究指出：如果我们聆听的乐曲无法让我们感到亲切的话，是无法达到放松神经、解除压力的效果的。

应对建议

1. 通过音乐放松心情

尝试聆听音乐，培养对音乐的欣赏能力。要有意识地培养自己对音乐的兴趣，在空闲时听听音乐、哼哼歌曲、拉拉琴，有条件的话可以去听音乐会、看歌舞剧，也可以参加声乐培训班提高自己的演唱、演奏技能，当情绪不好，压力过大时可通过音乐来放松自己。

2. 在进行音乐放松时，要注意选择合适的环境和做好心理准备

室内的光线要明亮柔和，不要过于幽暗。空气要清新，最好室内有些花草，使环境富有生气。在开始聆听音乐前最好洗一把脸，清醒一下头脑，或者搓热双手，用掌心按摩颜面几分钟，效果会更好。闭目养神，静坐片刻，或做几次深呼吸运动。在聆听音乐时心理状态不同，效果也不相同，这是因为音乐选择和鉴赏是一种智力活动。采用积极的态度可使情绪智力良性发展，从而达到更好的放松效果。

3. 选择音乐因人而异

不同职业的人，选择的音乐也应不同。如果你是人声鼎沸的股票、证券公司中的从业人员，最好选择没有歌词的轻音乐；如果你是在震耳欲聋的工地上或机器喧闹的工厂中工作的人，最好倾听雄壮的古典交响乐曲；如果你是在静谧的办公室、店堂里工作的人，最好倾听轻松的流行乐曲。

4. 选择音乐因心境而异

忧郁的时候宜听"忧郁感"的音乐，不管是"悲痛"的圆舞曲还是其他有忧郁成分的乐曲，都是具有美感的，当你的心灵接受了这些乐曲的"美感"的沐浴之后，很自然地会慢慢消去心中的忧郁。

心情烦躁的时候宜听节奏慢、让人思考的乐曲，这可以调整心绪，克服急躁情绪，如一些古典交响乐曲中的慢板部分为好。如班得瑞系列、贝多芬的奏鸣曲、柴可夫斯基的《花之圆舞曲》等。

悲观、消极的时候宜多听宏伟、粗犷和令人振奋的音乐。这些乐曲中充满坚定，无坚不摧的力量，会随着飞溢的旋律而洒向听者"软弱"的灵魂。久而久之，会使人树立起信心，振奋起精神，认真地考虑和对待自己的人生道路，如《娱乐生平》、《狂欢》、《金蛇狂舞曲》等。

> **心灵寄语** ▶
>
> 让我们在悠扬的音乐中慢慢成长自己的心灵吧！

释放你的身体

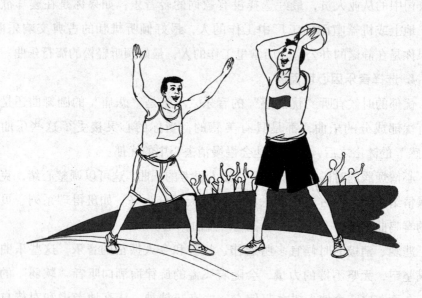

生命在于运动,很多时候心理上的负担是可以通过运动来排解的。在忙碌了数日之后,在身心俱疲之时,不妨暂时放下一切,走出家门,去外面走走,锻炼锻炼身体。无意之间,自己的心灵就获得了难得的宁静和放松。

> 小姜大学毕业后就到一家私企担任销售员。从学校到公司自己的生活发生了巨大地改变。以前在学校没有太大的压力,什么事都可以和老师、同学商量,而现在自己的同事都那么陌生,每天都说不上两句话。现在到了公司,主管每天早上开会先总结一下每个人前一天的销售状况,给出评价,再给出每个人新一天的销售任务。小姜感觉自己的压力很大,经常完不成自己的销售任务,其他同事又经常销售得很好,所以,几乎每天都会听到主管在会上点名批评自己。公司实行末位淘汰制,而自己排名靠后,感觉干活越来越没力气,心里堵得厉

害，说个话都感觉很累。有时候做梦都会梦到自己被辞退，或是被主管骂醒。感觉自己越来越累，任务好像永远都完成不了，自己有种要垮掉的感觉。

小姜的同事发现小姜的工作有气无力，很疲惫，了解到他的状况后，他们在下班后带着小姜去了篮球场，打了一场篮球赛。一场球赛打完，小姜感觉浑身舒畅、心情愉悦，感觉浑身都有了力气。连原本陌生的同事也开始熟悉起来。

心理分析

运动可以调节情绪，缓解压力，强健体魄。现在的社会工作节奏快、压力大，职场中的我们整日忙碌，总感觉身上有一座山压得自己好累好累。当年的雄心壮志变得苍老不堪，笑脸变成了不住地叹息。本案例中的小姜在工作压力较大时，通过一场和同事们的篮球赛，暂时忘记了烦恼，放松了心情。并且，在运动中他和同事建立了联系，开始融入工作团体。另外，通过篮球赛，小姜还锻炼了自己的身体，促进了自己的身心健康。

经常进行运动的人，大脑会分泌一种可以支配人心理和行为的肽类。这种具有魔力的肽类有振奋人心的作用。运动是使中枢神经系统得到适度应激并达到愉快水平的工具。规律运动或增加身体活动量不但可以使身体健康，也有助于增进人际互动，还能够改善人的心理和情绪状态。运动除了可以减轻沮丧，也可以改善心情，舒缓压力。个体在运动时，可以把累积的压力、疲劳、不满等负面情绪加以宣泄，并将它们转移、转化成使人愉悦的、积极的正面力量，在肯定、愉快与自信的感觉中提升个人心理和生理的幸福感。

另外，运动可以使自卑、不安、烦躁等不良情绪得以解除，使个体处于积极的情绪状态之中。运动还对神经衰弱症等疾病具有一定的改善和治疗作用，对减轻由紧张和压抑而引起的神经系统疾病也有一定的作用。

应对建议

在选择运动方式时，除了要考虑年龄、职业、生活环境等因素，还要考虑个人的性格因素。运动心理学研究表明，不同运动项目对心理所起的作用不同。

（1）对于心理素质差的人，建议多参加竞争激烈的运动项目，如足球、篮球、排球等。这些项目场上形势多变，紧张激烈，只有冷静沉着地应对，才能取得优势。若能经常在这种激烈的场合中接受考验，遇事就不会过于紧张，更不会惊慌失措，从而给工作和生活带来好处。

（2）对于天性胆小、容易害羞脸红、性格腼腆的人，建议多参加游泳、滑冰、拳击、单双杠、跳马等项目。这些项目要求人们不断克服胆怯心理，以勇敢、无畏的精神去战胜困难，越过障碍。经过一段时间的锻炼，胆子会变大，为人处世也会从容自然了。

（3）对于性格内向孤僻、不善于与人交往、缺少竞争力的人，建议选择接力跑、拔河等团队运动项目。坚持参加这些集体项目的锻炼，能增强自身的活力和与人合作的精神，逐渐改变性格。

（4）对于多疑、对他人缺乏信任、处理事情不果断的人，建议选择乒乓球、网球、羽毛球、跳高、跳远、击剑等项目。这些项目要求运动者头脑冷静、思维敏捷、判断准确、当机立断，长期从事这些活动将有助于人们走出多疑的思维模式。

（5）对于虚荣心强、遇事好逞强的人，建议选择一些难度较大或动作较复杂的运动项目，如跳水、马拉松等，也可以找实力超过自己的对手下棋、打乒乓球或羽毛球等，不断提醒自己不能骄傲。

（6）对于处世不够冷静沉着、易冲动急躁的人，建议选择下象棋、打太极拳、练习健身气功、长距离散步、游泳等项目，这类活动多属静态、单独的运动，可以逐渐形成沉稳的性格。

心灵寄语

一切乐境，都是由运动而来；一切苦境，也可由运动解脱。

第五部分

意志篇

☕ 不再拖延

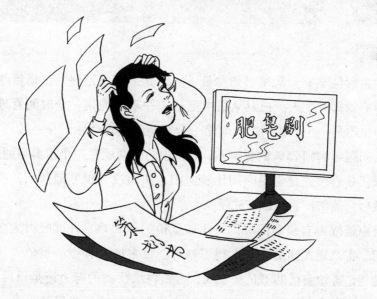

　　曾几何时，面对手中的任务，我们总是一拖再拖。学生时代，我们要等到快开学才熬夜赶写作业；工作后，我们也总把报表、报告等一拖再拖，直到最后日期前才苦战完成。我们怎样才能不再拖延呢？让我们从下面的文章中寻求答案吧！

> 　　张丽是一家公司的职员，工作已经三年了，身边有些同事开始升级、跳槽，自己却一直原地踏步，工作总是陷入一拖再拖的怪圈。

> 这几年，张丽接到任务，总是先放到一边，直到最后期限前才连续加班，草草地完成。经常是自己熬得很辛苦，任务完成得也马马虎虎。半个月前，张丽接到了为一个项目做策划书的任务，刚开始的几天自己的手上没有什么事情，可是不知道为什么就是不能静下心去写策划书，总觉得时间很宽裕，每天都在看肥皂剧、发呆和无所事事中度过。直到离任务上交还有两天，张丽才开始做策划书。在两天里，张丽天天熬夜，甚至于连吃饭的时间都没有了，最终才勉强完成策划书。虽然策划书完成了，可是由于完成得太匆忙，写得很粗糙。上司将积攒了好久的火气发泄了出来，训斥了张丽的拖沓。张丽感觉很痛苦，自己也想接到任务就快点做完，可是就是要到最后才能开始工作，真的很苦恼。

心理分析

从学生到科学家，从秘书到总裁，从家庭主妇到销售员，拖延的问题几乎会影响到每一个人。拖延从根本上来说并不单纯是一个时间管理方面的问题，也不是一个道德问题，而是一个复杂的心理问题。在一般人群中，慢性拖延问题影响到25%的成年人。故事中的张丽就是一个很典型的例子，在被分派任务后，先是觉得时间比较空闲，从而没有很好地计划，没有紧迫感，最后只能匆忙粗糙地完成任务。

造成拖延行为有很多的原因，比如觉得工作太难、外部吸引太多、太耗费时间、害怕别人知道自己做得不好等。很多拖延者担心被他人评判或者自我批判，害怕自己的不足被发现，害怕付出巨大的努力还是做得不好，这些反映出一种恐惧失败的心理，拖延可能是应付这种恐惧的一个心理策略。也有一部分拖延者利用拖延来避免成功的到来，因为他们害怕成功所给他们带来的不利的一面。另外，在工作和学习之外的娱乐活动过多，相对于要完成的任务来说更有吸引力，这也是造成拖延行为的原因之一。

应对建议

1. 对自己的拖延行为进行大盘点

在我们调整自己的拖延行为之前，首先要了解哪些内在心理和外在诱感会导致我们的拖延行为。我们需要思考内心的挣扎到底是什么；了解拖延会带给我们外在（金钱上的损失、工作的丢失、成绩的下降等）和内在（自责、尴尬、害羞、焦虑、担忧等）的哪些痛苦；今天拖延的是什么（家务、工作、学业）；明确准时做的事情和拖延的事情有哪些不同。

2. 设立具有可操作性的目标

目标是可观察性的、具体性的和特殊性的。将目标分成几个小步骤，通常第一步可以在五分钟内完成。例如，写策划书，我们可以把写策划书分为搜集材料、确定架构等多个步骤，每个步骤都有确定的完成期限，然后一个步骤一个步骤地完成，完成一部分任务就对自己给予奖励。另外，在完成的过程中，不要追求完美，世间不存在完美的事物，只要按计划完成就好。

3. 坚决执行

一旦制订了合理、具体的目标，就要坚决执行，切不可破坏计划。在平时的工作和学习中，计划往往都是一环扣一环的，如果这个环节没有完成，就会影响下一个环节的实施和完成，进而会使整个计划受到不同程度的影响。所以，对于在规定时间内的具体任务，要按照计划保质、保量的完成。

4. 学会拒绝

在目标执行的过程中，往往会面对很多"诱惑"，比如朋友邀约、看电影、玩游戏、上网浏览等，目标外的活动无时无刻不在吸引着我们的注意力，所以这个时候就要学会说"不"，把既定目标放在首要位置，可以把这些诱惑当作完成任务后的奖励，而不是在目标执行的过程中就被吸引去了。

5. 赏罚分明

面对自己的计划和目标，要做到赏罚分明。如果自己的计划没有在规定的时间内很好地完成，那么就要牺牲自己平时的娱乐时间来完成既定的任务，也可以说是对自己的一种变相惩罚，以提醒自己在下一个计划实施的时候要注意提高效率。另外，如果很好地完成了既定的目标，你可以考虑通过娱乐、饮食等方式给自己一些小小的奖励，强化这种完成任务后心理上的满足感。

心灵寄语

动起来，和拖延说拜拜！

戒赌要注重可行性

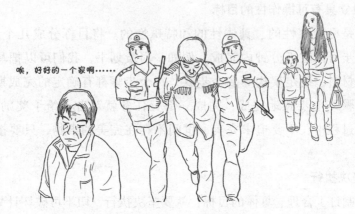

俗话说："十赌九输。"在赌博的世界里，没有永远的赢家。无数人因为赌博最后弄得倾家荡产，妻离子散。在赌瘾的诱惑下无数人痛苦不已，却不知如何是好，不知道何处才是自己的归途。

> 小李家庭环境优越，大学毕业后，在同学们海投简历而无门时，他直接得到了银行的工作。在大家都为了房子、车子打拼时，他已经有了自己的房子、车子、可观的存款和妻子、孩子。似乎一切都应该一直是这样的顺利，但是从小李被新结交的朋友小王带出去打牌之后，一切都改变了。
>
> 小李开始不回家、不去工作，整日的赌钱。有时会赢，但大多时候会输得精光，而且越输越赌。很快，小李和妻子的存款就赌光了，妻子为此经常会和小李打架、吵闹，但都于事无补。在一夜豪赌之后，小李欠下了上百万的债务，家里已经没有存款了，车子已经抵赌债了，只剩下一套房子。但是，那是自己和妻子最后的财产，赌债必须马上就还，否则追债的会伤害自己和家人，不得已小李回到了单位，挪用了上百万的公款。就在挪用公款的第二天，小李被警察带走了，父母和妻子变卖了房子还债。还上小李挪用的公款后，妻子和他离婚了，带着孩子去了其他城市，小李则要在铁窗内度过自己剩下的时光。

心理分析

赌博成瘾,特别是心理成瘾,是赌徒堕落的重要原因。赌博的心理成瘾,是指参赌者对赌博活动产生向往和追求的愿望,并产生反复从事赌博活动的强烈渴求心理和强迫性赌博行为。

本故事中的小李就是赌博成瘾,无法自拔。最初是受身边朋友的蛊惑,想寻求刺激和消遣,进入了赌博的世界;然后基于人的好胜心理、投机心理,他在赌博的泥潭之中越陷越深。当赢的时候,他希望赢得更多,越赌越甚;当输的时候,他不甘放弃,越陷越深,直到最后倾家荡产、锒铛入狱。

应对建议

赌博是一种习惯性行为,想要戒除是很难的。需要坚定的决心和坚强的意志,以及身边人的支持和帮助。要想戒赌你可以这样做:

1. 远离赌博环境,远离损友

想要戒除赌瘾首先要远离以前的赌博环境和损友。不去赌博场所、不和损友有任何来往,切断自己和过去赌博生活的一切联结,为自己建立一个没有赌局,全新的环境。

2. 寻求帮助,建立自己的社会支持系统

远离了赌博的环境只是第一步,要想顺利戒赌,最好建立自己的社会支持系统,有家人、朋友时刻在身边督促和鼓励自己。一个人的力量是很小的,一个群体的力量是巨大的。在支持系统下,即使自己有时候脆弱得想放弃了,也能够挺过去。

3. 认清赌博真相,摆正认知

认识到十赌九输的事实,并且认清赌博是自己的投机心理、好胜心理、贪婪心理等在作祟。摆正认知,不贪求不劳而获的财产。

4. 转移注意,进行有益的替代活动

刚开始戒赌时是十分痛苦的,为了减轻痛苦,可以从事其他有益的事情,分散注意力,渡过难关。这样一方面可以顺利戒赌,另一方面也可以做一些有益的事情。例如,可以从事公益活动,如献爱心、探望老人、支教等;也可以做自己喜欢的事情,如写字、绘画、看电影等;也可以学习一些新的技能，如烹饪、开车等。

5. 针对进步，积极强化

自己有进步，一定要积极予以强化，坚定自己戒赌的决心，也是对自己的奖励，为更好地戒赌提供信心和动力。奖励可以是物质的，如喜欢的东西、一顿大餐等；可以是精神的，如很久想看的话剧、一天的郊游等。

只要坚定信心、意志坚强，远离过去不良的环境和人，重建健康、合理的生活和人际关系，相信你一定可以戒赌成功的。对于某些极其严重，自己无法解决的个体可以寻求心理咨询师或者是心理医生的帮助。不要羞于求助，求助是自爱的表现，爱自己就快点行动起来，早日摆脱赌瘾的伤害吧！

心灵寄语

只要有决心，铁杵磨成针；只要意志强，戒赌一定成。

戒酒要从思想认识开始

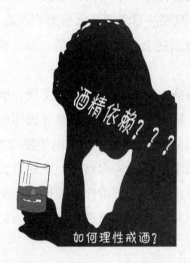

中国自古就有悠久的酒文化，更有"感情深，一口闷；感情浅，舔一舔；感情厚，喝不够；感情薄，喝不着；感情铁，喝出血"等家喻户晓的劝酒词。在酒中，人们抒发着自己的感情，结交好友。但是，过度饮酒，也给我们带来了无尽的困扰和烦恼。

　　李然今年51岁，是某公司的经理。他交友广泛，朋友众多，因工作需要每日奔波、穿梭于酒场之中，久而久之，他就渐渐变得嗜酒了。刚开始的时候，妻子还很同情和心疼他，可后来却发现他在自己家里也开始喝酒，而且有时候早晨起床后也要喝两口。

　　后来，他开始性情大变。变得自私、暴躁、多疑，他对家庭缺乏责任感，有时会不修边幅，有时会惴惴不安，喝酒后会开始骂人、打人。工作上，也开始懒怠，有时为了喝酒，他会迟到、早退，还耽误了几场重要的会议，受到了公司老总的批评。并且，他还怀疑妻子不忠，总是跟踪和盘问，闹得一家人鸡犬不宁。

心理分析

酒精依赖,主要是指由于长期大量饮酒而产生的对酒的强烈渴望和嗜好,以致饮酒不能自制,一旦停止饮酒则产生精神和躯体的各种症状。酒精依赖的发生率由于社会文化背景不同而不同,男性明显多于女性,白种人多于黄种人。嗜酒者只要一日无酒,就会感到若有所失,甚至焦虑不安、精神疲惫,同时躯体方面还会产生很多不适,如头痛、心慌、乏力、浑身酸痛等。

酒精依赖是一种疾病,应积极治疗,早发现、早治疗既能缩短治疗时间、提高治愈率,又能早期阻止和降低酒精对机体的损害,大大降低治疗费用,收到事半功倍的效果。心理治疗有助于坚定戒酒信心,防止反复。社会和家庭对酒精依赖患者不应采取歧视、放任自流的做法,应给予他们宽容的态度,支持和帮助他们进行治疗,使他们能早日戒除酒瘾,恢复自信。治疗时要防止各种并发症,出现意识障碍时要防止意外,有幻觉、妄想时应及早发现。

应对建议

适当地饮酒对身体有益,但过度饮酒则伤身。很多酗酒的人都无法控制自己的酒瘾,戒除不掉。如何改掉嗜酒的不良习惯,可以尝试心理调适戒酒的方法,从心理根源出发来戒酒。

1. 要有心理认识

务必认识到饮酒过度会伤害身体,容易发生酒精中毒。另外酗酒这种坏习惯还容易给一个家庭带来不幸,影响家庭和睦。总之要让其认识到酗酒的危害,产生戒酒的决心,树立戒酒的信心。

2. 减少与酒接触的机会

想要戒酒,就要避免与酒接触,不见或少见以前的酒友,不去以前喝酒的地方吃饭等。

3. 厌恶疗法

戒酒的心理调适方法还可以采用厌恶疗法,喜欢酗酒的人可以对自己的饮酒行为附加一些厌恶的刺激,让自己对饮酒产生厌恶感,从而打消强烈的饮酒念头,因为这种厌恶感使得自己以后都不想再饮酒。比如说,一喝酒就拿橡皮筋打自己，或者做自己讨厌的事。

4. 集体疗法

就像进行减肥一样，多一个人多一个伴，一起努力能更容易成功，戒酒也可以这样。我们采用集体疗法。在一些国家就有这样的方法，成立一些戒酒协会，酗酒者加入这些协会，相互监督、相互约束、相互鼓励帮助，大家讨论戒酒的方法还有分享戒酒经验。这也是一种很好的戒酒方法。并且，大家一起戒酒，彼此监督，也会增加戒酒的决心和信心。

5. 建立支持网络，获取支持

戒酒是一个长期的过程，要想成功戒酒，需要家人和朋友的支持。例如，养成了晚餐喝酒的习惯，家人可以把酒杯藏起来，让酗酒者以水果代替等。又如，在自己控制不住时，身边的人可以制止自己，使自己远离酒的诱惑。

心灵寄语

酒是穿肠毒液，伤了自己的身，更伤了亲人的心。

戒烟要循序渐进

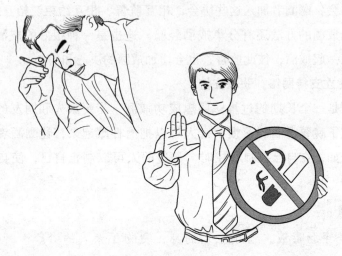

对吸烟所作的研究指出,每5个吸烟者就有4人想停止吸烟,但是想停止吸烟的4个人当中,却只有1个能设法停止吸烟。那些戒烟失败的人,就是那些不肯忍受戒烟时一定会发生的不便情况及脱瘾症状的人。要想戒烟,就要有信心和耐心,循序渐进。

小李是公司的销售员,进入职场前,他从未抽过烟。但做销售这一行,难免要进行基本的应酬,很自然地小李学会了抽烟。刚开始的时候,他只是在应酬时,抽上一两支烟。但渐渐地,他发现烟成了自己的朋友。工作一段时间,他就想抽一支烟;有时候业务比较忙、压力比较大时,会控制不住一根接一根的抽烟。身边离了烟,会觉得特别不自在。他每天的烟量也由最初的几支变成了至少两盒。

随着烟量的增加和烟龄的增长,小李的身体逐渐受到了影响,现在经常会咳嗽。并且,抽烟也为小李惹来了麻烦,因为抽烟的问题,小李经常会和妻子闹别扭、吵架,天天都很苦恼。为了健康和家庭的和睦,小李开始准备戒烟了,但每次都坚持不了几天,而且反倒会越抽越厉害,这让小李感到极其痛苦。

第五部分　意志篇

心理分析

吸烟是一种后天形成的不良嗜好，烟民往往都有烟瘾，这主要是尼古丁长期作用的结果。吸烟是一种社会交往行为。在社交中，如果别人敬烟而自己不吸，会显得很不礼貌。不得已吸烟，一来二去，难免会沾染烟瘾，这也是小李最初开始吸烟的原因。

香烟中的化学成分具有兴奋作用。吸烟成瘾后，烟便有一定的兴奋作用，生理上的成瘾使吸烟成为一种习惯，许多人不吸烟会感觉无精打采、浑身难受，一吸烟就感到精力倍增、思路大开。小李后来的吸烟行为就属于这种状况。

另外，很多人吸烟都是受到外界社会的影响，很多年轻人感觉吸烟是力量和自信的象征。某些人也受影视剧、同伴等的影响，吸烟者那种悠然自得、潇洒自在的神态，具有极大的诱惑力，诱使很多年轻人吸烟。

应对建议

下面是有效地、自我监控的戒烟过程。

1．第一步，分析你的吸烟习惯

把你通常在 24 小时期间所吸的每一支香烟及你几乎是自动点烟的时间（如每喝一杯咖啡就点一支烟，饭后一定来一支烟，或是开始一天工作前点支烟）登记在一张表上。花上两三周时间去研究在什么时候及为什么你需要吸烟，这样你才会对自己所抽的每一口烟真正加以注意。这会使你愈来愈关心你的吸烟动作，有助于为戒烟做好准备。

2．第二步，下定决心，永不再回头

把你为什么要戒烟的理由都写下来，其中包括戒烟后有哪些好处在内。例如，戒烟后你吃东西会更好地品尝滋味、早晨不再咳嗽等等。在你实际行动之前，应使你自己相信，戒烟是值得一试的事情。

3．第三步，建立社会支持，选一个完全不吸烟的日子

在日历上圈选一个日子，在这一天完全不再吸烟。这是最为成功的办法，而且是痛苦最少的戒除吸烟恶习的方法。

建立社会支持，寻找一起戒烟的亲朋好友，或是让亲友在戒烟期鼓励、帮助自己，这对戒烟是很有好处的。

4. 第四步，远离吸烟情境，找香烟的替代品

在最初的戒烟困难期内，你可尽量使用任何代替香烟的东西。嚼口香糖、服食抗烟丸（不需医生处方即可买到）都有帮助。如果你手指缝间不夹支香烟就觉得很空虚的话，那你就夹支铅笔或钢笔。此外，可做一些松弛运动，以缓和香烟似乎能够为你消除的那种紧张感。

放弃（至少是暂时放弃）你的一些与吸烟有关联的活动对戒烟也有帮助。例如，如果你在居家附近的酒吧里喝酒时，会习惯性地点上一支烟，那你就暂时不要去酒吧。避开对吸烟有鼓励作用的情况。例如，坐火车、公共汽车及飞机旅行时，选择坐在非吸烟区，这对戒烟也有帮助。

5. 第五步，合理强化，享受不吸烟的乐趣

别忘记，你不吸烟，每周就可省下十几或几十元钱。你可以将原本用来买烟的钱省下来，去买一样你本来无力购买的东西，作为对自己的奖励，强化自己的戒烟行为。

6. 第六步，多吃东西

在戒烟前期的数周，尽量多吃你想吃的低热卡食物及饮料。你的胃口一定会变得好起来。当你觉得紧张及不安时（戒除一种成瘾习惯时的自然结果），你常会被逼去找点东西来啃啃咬咬，因此，你的体重可能会增加几斤。戒烟的前四周是最困难的，大约过了八周之后，你对香烟的强烈渴求感会消失，此时，就可以开始减少零食了。

心灵寄语

吸烟有害健康，关爱生命，远离香烟。

如此减肥

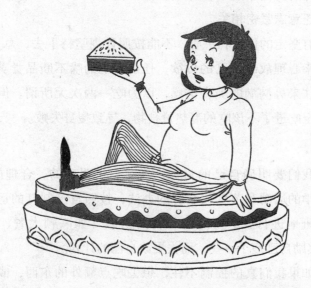

看到身边的人一个个减肥成功，不知道为什么自己用了很多很多的方法，却总是以失败告终。其实，这很有可能是因为我们在减肥过程中的一次次小小的妥协。我们一起来看一下，你是否也是这样减肥的。

> 张晓茹一直有一个已经折磨了她十多年的困扰，那就是她比别人胖。每每看到橱窗中漂亮的衣服，自己就很想穿一穿。可每次不是没有自己的尺码，就是好不容易能穿上但特别难看。以至于现在她下定决心要减肥，在瘦下去之前不再买衣服了。
>
> 她四处寻找减肥秘籍，最后在一个减肥成功的朋友那里要来了20天减肥法。她刚开始每天控制饮食，并且去游泳、跑步，很快就瘦了一斤。然后为了奖励自己，她吃了一块小蛋糕。每每瘦下来一点，她就会给自己一点奖励，比如多休息一会儿，吃一小块蛋糕、雪糕、巧克力等。结果在减肥结束时，她发现自己反倒胖了。

心理分析

减肥失败的原因很多，有的是因为多次失败失去了信心，有的是因为方法不正确，有的是因为跟风，自己并没有积极性。本文主要想介绍的是像张晓茹一样的，由于缺乏决心和恒心、贪吃所导致的减肥失败。这种减肥失败和缺乏意志紧密相关。

他们没有坚定的信念和决心，不能按照计划坚持下去，总是半途而废，或是抱着侥幸心理放纵自己的口欲，任由贪吃的嘴不断品尝美食。这种人往往抵挡不住来势汹汹的美食诱惑，以为吃一两次无所谓。但结果就是吃得太多，甚至吃进了不该吃的高热量食物，导致瘦身失败。

应对建议

首先，我们要明确自己的目标，确立一个明确的、合理的减肥目标。并且使用科学的运动和节食相结合的办法，按照自己制订的运动和饮食计划，按部就班地进行。不要因为外物的诱惑（如一顿大餐、一小块蛋糕等），或是奖励自己瘦了一些，而去更改自己的计划。

然后，如果我们真的控制不住，想去吃点额外的东西，或是停止运动时，我们可以问一下自己，我为什么要减肥，想想自己减肥的原因也许可以重燃我们减肥的斗志。

最后，尽量保持我们生活的规律，减少生活的多变性。如果想吃蛋糕时，我们可以问问自己："是要每天都吃一块这样的蛋糕吗？"如果你觉得不是，只是想今天吃，那就不要去吃了，这样，我们也就远离了这些诱惑。

以下将简要介绍与减肥有关的运动和饮食：

对减肥最有效的运动就是有氧运动，它能够帮助燃烧脂肪，加速新陈代谢。想减肥的朋友们记得多做些户外健身运动。对减肥有效的运动是消耗能量较多的运动，例如慢跑、爬山、快步走、球类运动、游泳等。每次运动最好一次持续做完，中间不要停止，且每次运动消耗热量须达300千卡。通常造成心跳加快或流汗的有氧运动会提高人体的新陈代谢率，但其效果最多只有两天，因此运动最重要的是要持之以恒，如果不能每天做，最少两天也要做一次。对于一个很胖的人，即使是走路可能都是很大的负担，因此选择运动种类时，要量力而为，要以身体能负荷为主，逐渐加大运动量，以免心脏负荷不了，或是肌肉关节受伤。

另外，要改变不良的饮食习惯，循序渐进地减少食物的摄入总量。多吃淀粉类食物，如馒头、面包、面条、土豆等，还要尽可能吃含有全麦成分的食物；少吃高脂肪食物，如火腿、糕点、奶油等；多吃水果、蔬菜，因为它们不但脂肪含量低，还能增加饱腹感，减少饥饿的感觉；喝牛奶时尽量选择脱脂牛奶或者低脂酸奶；吃肉不要吃皮，因为皮里的脂肪含量要比肉里多得多。

心灵寄语

一小块蛋糕也足以毁掉整个减肥计划。

月光一族——刷爆的银行卡

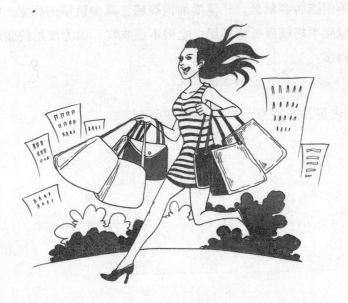

还记得电影《购物狂》里那位女主人公吗？每天花大把大把的时间和金钱购买一堆不需要的东西，家里堆了一堆东西，很多东西买回去后就再没看过。可是，她还是不停地上街购物，刷爆一张又一张的卡。你是否也陷入这个怪圈不能自拔呢？你是否也是月光一族呢？

> 韩美美是一家公司的白领，月薪八千，可每月还要向家里要救济。"爸，我这个月的工资快用完了，能不能寄500块钱给我啊？"这是某公司白领韩美美两天前打电话回家所说的一句话。今年28岁的美美已经工作快6年了，可是她在银行的存款还是接近于零。韩美美平常一领完工资之后，就想着怎么和身边的那些朋友去玩，上街疯狂购物。根本控制不住自己，有时会在发工资之后的几天就花完全部的工资。韩美美常常陷入一种"不买难受，买了更难受（后悔）"的矛盾冲突中。

心理分析

购物狂指完全不假思索地购买各种生活所需的物品,如衣物、小装饰品等,该种现象较常见于女性,但也有男性,尤其在各大商场掀起打折狂潮的时候疯狂购物。近年来,购物狂渐渐被认为是一种心理学的疾病。

购物狂重视购物过程远远超过购物结果,潜在的原因多是缺乏自尊自信、内心空虚,只得用购物的方式来填补。也有一部分购物狂会把购物当作是一种宣泄、排解压力的渠道。

购物狂患者主要是一些精神孤独、身心受损或是妄自菲薄的人,企图依靠疯狂采购来填补心灵的空虚。而现代的信用卡结算方式更助长了患者的病情,因为患者不能及时发现钱包早已掏光。也有一部分人的疯狂购物与他们的感情脆弱、富于幻想、比较浪漫有关。

应对建议

1. 了解自己疯狂购物的原因

每个疯狂购物者的背后都有一个原因,我们要去寻找自己疯狂购物的根源。看看我们是因为压力大想去购物,还是因为想获得大家的艳羡而购物,或者是因为不会理财随意购物。只有了解了造成自己这种疯狂举动的原因,才能从根源上去克制自己的行为。

2. 建立正确的自我认识

如果你疯狂购物的初衷是为了追求时髦、炫耀自己的外在,那么你就要对自己有一个清醒的认识,并且需要明白,外在的美只能是锦上添花,而内在的美才是关键,没有最好的服饰,只有最适合你的服饰。把自己的精力花费在能增加自己内在魅力的事情上,而不是一味地追求外在,这种注意力的转移有助于你减少疯狂购物的行为。

3. 寻找适合的途径缓解压力

如果购物是为了缓解压力,我们就要去寻找正确的缓解压力的途径,比如运动、写日记等。另外,我们还可以建立可信赖的人际关系,遇到心里不开心、情绪不好的时候,找几个和你没有利益冲突的朋友聊聊天。也可以去一次短途的旅行,放松积压已久的情绪。或是参加一些公益活动,从中获得自我价值的提升。当然,如果感觉压力很大时,也可以寻求心理咨询或者专业生活工作者的帮助。

4. 学会理财，理性消费

我们要减少可用资金，学会理性消费。平时随身携带足够日常消费的现金，尽量减少或者杜绝使用信用卡来透支消费。对于要购买的东西，先列清单，根据其轻重缓急排序，先购买那些急需的，并限定只能买清单上的物品。在每次冲动消费之前先问自己，这件东西是不是非买不可，是不是没有同类型的物品等问题，如果得到的是否定的答案，那么尽量不要增加额外的花费，久而久之会形成在冲动购物之前思考的习惯，形成理性消费的观念。

心灵寄语

精打细算，不做购物狂。